AF831957

Online-Material auf psychotherapie.tools

Mit dem untenstehenden Freischalt-Code erhalten Sie die digitalen Arbeitsmaterialien aus diesem Buch. Hierfür ist eine Registrierung auf psychotherapie.tools notwendig:

1. psychotherapie.tools/online-material öffnen.
2. Freischalt-Code eingeben.
3. Auf »Freischalt-Code einlösen« klicken. Der Code ist einmal gültig.
4. Im Warenkorb auf »Credits einlösen« klicken und Vorgang nach Login abschließen.
5. Arbeitsmaterialien nutzen.

Die Arbeitsmaterialien stehen Ihnen in Ihrem Kundenkonto unter »Mein Material« dauerhaft zur Verfügung. Sie sind für Ihren persönlichen Gebrauch bestimmt.
Als Institution mit mehreren Nutzer:innen wenden Sie sich bitte an vertrieb-psychotherapie.tools@beltz.de

GLU8FK7EPP

Stangier

Soziale Angststörung

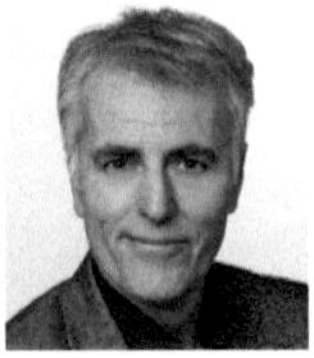

Prof. Dr. Ulrich Stangier, approbierter Psychotherapeut, Supervisor und Dozent in Ausbildungsprogrammen.

2008–2024 Professur für Klinische Psychologie und Psychotherapie, Leitung von Hochschulambulanz und Ausbildungsprogramm.
Seit 2024 Goethe Research Professorship an der Universität Frankfurt.

Forschungsschwerpunkte: prozessbasierte Therapie, Soziale Angststörung und Depression.

Ulrich Stangier

Soziale Angststörung

Mit Online-Material

3., überarbeitete und neu ausgestattete Auflage

BELTZ

Prof. Dr. Ulrich Stangier
J. W. Goethe-Universität
Institut für Psychologie
Varrentrappstr. 40–42
60486Frankfurt

MIX
Papier | Fördert gute Waldnutzung
FSC® C089473

Dieses Buch ist erhältlich als:
ISBN 978-3-621-28389-2 Print
ISBN 978-3-621-29324-2 E-Book (PDF)

3., überarbeitete und neu ausgestattete Auflage 2025
Die 1. und 2. Auflage sind unter dem Titel »Soziale Phobie« von U. Stangier, T. Heidenreich und M. Peitz erschienen.

Verlagsgruppe Beltz
Werderstraße 10, 69469 Weinheim
service@beltz.de

Lektorat: Antje Raden
Umschlagbild: James Warwick / Getty Images
Herstellung: Sonja Droste
Satz: WMTP Wendt-Media Text-Processing GmbH, Birkenau
Druck und Bindung: Beltz Grafische Betriebe, Bad Langensalza
Beltz Grafische Betriebe ist ein Unternehmen mit finanziellem Klimabeitrag (ID 15985-2104-1001).
Printed in Germany

Weitere Informationen zu unseren Autor:innen und Titeln finden Sie unter: www.beltz.de

Inhaltsübersicht

Inhalt

Vorwort zur 3. Auflage

Seit der erstmaligen Berücksichtigung im Diagnostic and Statistical Manual of Mental Disorders, Third Edition (1980) galt die Soziale Phobie lange Zeit als eine vernachlässigte psychische Störung. Dies hat sich in den letzten 25 Jahren geändert. In der Zwischenzeit sind eine Vielzahl von spezifischen Behandlungsansätzen entwickelt und evaluiert worden, am häufigsten aus der Familie der kognitiven Verhaltenstherapie. Die Therapie mit der nachweislich besten Wirksamkeit, die auch die Grundlage für das vorliegende Manual darstellt, ist die kognitive Therapie nach Clark und Wells (1995). Als Erfolgsrezept dieses Ansatzes gilt die konsequente Orientierung an den wissenschaftlichen Erkenntnissen der psychologischen Forschung zur Sozialen Angststörung. Zusätzlich wiesen die Interventionen wie Verarbeitungs- und Verhaltensexperimente, Aufmerksamkeitstraining und Videofeedback eine beeindruckte Flexibilität und Kreativität auf. Ganz besonders hervorzuheben ist jedoch die zentrale Bedeutung der Modellbildung, die die Integration der Perspektive von Patient:innen und die wissenschaftlich informierte Sichtweise von Therapeut:innen integriert und Dreh- und Angelpunkt der Therapie bildet.

In langjähriger Forschungsaktivität, aber auch durch praktische klinische Erfahrungen, konnte sich der Autor an der Weiterentwicklung dieses Ansatzes beteiligen. Dabei wurde deutlich, wie wichtig neben den kognitiven Verarbeitungsprozessen auch motivationale Faktoren sind, die in dem ursprünglichen Ansatz nicht explizit berücksichtigt worden waren. So werden motivationale Schemata, die bei der Entstehung als auch der Überwindung von sozialen Ängsten eine zentrale Rolle spielen, im therapeutischen Vorgehen expliziter als bisher adressiert. Weiterhin wurden auch Anregungen der dritten Welle der kognitiven Verhaltenstherapie, wie Achtsamkeitsübungen und Prinzipien der Akzeptanz- und Commitment-Therapie, in das therapeutische Vorgehen integriert.

Trotz der guten Ergebnisse im Forschungskontext ist die Umsetzung in der klinischen Praxis aufgrund der großen Heterogenität von sozialen Angststörungen und der hohen Komorbidität, oftmals verbunden mit fehlgeschlagenen Vorbehandlungen, eine Herausforderung. Auch wenn die Anwendung eines sehr spezifischen und differenziert aufgebauten Manuals für die Behandlung von vielen Betroffenen eine gute Prognose bietet, ist in komplexen Fällen eine Anpassung an die individuellen Facetten der Problematik notwendig. Bei sog. schwierigen Fällen (engl. »difficult-to-treat«) wird deshalb in jüngster Zeit eine konsequente Personalisierung von Diagnostik und Therapie empfohlen.

Im Hinblick auf die Personalisierung der Behandlung hat sich in den letzten Jahren die prozessbasierte Therapie zu einer interessanten neueren Perspektive entwickelt, die auf der Grundlage von dynamischen Netzwerkmodellen eine differenziertere, systemische Sichtweise der individuellen Problematik vorschlägt. Anders als bisherige Ansätze wird auch eine intensive Diagnostik der Problematik im Alltag gefordert, die Erkenntnisse über die kausalen Wechselwirkungen der beteiligten psychologischen Prozesse ermöglichen soll. Die empirische Erfassung der Veränderungsprozesse soll eine stärkere

Fokussierung der Therapie auf die Aspekte ermöglichen, die zu einer gezielteren Veränderung des gesamten Netzwerk-Systems beitragen. Deshalb wurden einige Abschnitte in diesem Manual hinzugefügt, die sich diesem Ansatz widmen.

Schließlich möchte ich an dieser Stelle David Clark und Anke Ehlers besonders danken, die entscheidenden Anteil an der Entwicklung des Therapieansatzes hatten. Weiterhin gilt mein Dank auch den Coautoren der vorangegangenen Auflagen im Beltz Verlag, Thomas Heidenreich sowie Monika Peitz, die traurigerweise viel zu früh 2022 verstorben ist. Einer Reihe von Doktorandinnen und Doktoranden möchte ich dafür danken, dass Sie mit viel Einsatz und Kompetenz die wissenschaftliche Überprüfung des Ansatzes in einer Reihe von Studien ermöglich haben. Besonders hervorzuheben sind hier Katrin von Consbruch und Viktoria Ritter aus der Arbeitsgruppe in Jena sowie aus der Forschung in den letzten 15 Jahren in Frankfurt Denise Ginzburg, Cem Yilmaz und Jan Schittenhelm. Weiterhin haben auch viele Therapeutinnen und Therapeuten in den Forschungsambulanzen dazu beigetragen, dass die Therapie in der praktischen Umsetzung erprobt werden konnte. Und auch den Patientinnen und Patienten, die an unseren Projekten teilgenommen haben, gilt mein Dank. Erst durch ihre Geduld und Verständnis für die Studienanforderungen konnte der Ansatz über mittlerweile 25 Jahre zu einer hochwirksamen Behandlung ausgearbeitet werden, die Betroffenen nachhaltig hilft, ihre Ängste und Scham zu überwinden und mit mehr Selbstbewusstsein ihr Leben zu gestalten.

Frankfurt, im Januar 2025 *Ulrich Stangier*

I Störungsbild und theoretischer Hintergrund

1 Störungsbild

1.1 Symptome

Die Angst, von anderen Menschen wegen eines peinlichen Verhaltens negativ bewertet zu werden, ist ein universelles Phänomen. Die meisten Menschen erleben eine gewisse Anspannung in sozialen Situationen, in denen eigenes Verhalten beobachtet und bewertet werden könnte. Insbesondere in der Öffentlichkeit zu reden, ist ein weit verbreiteter Auslöser für soziale Angst. Selbst bekannte Schauspieler oder Politiker erleben Anspannung und Lampenfieber, wenn sie in der Öffentlichkeit auftreten.

Wann sind solche verbreiteten sozialen Ängste »normal«, wann stellen sie eine klinisch relevante »Störung« dar? Wichtige Kriterien sind einerseits die Intensität der sozialen Angst und der damit verbundene Leidensdruck und andererseits die psychosozialen Beeinträchtigungen, die in zwischenmenschlichen Beziehungen oder im Beruf entstehen.

Zentrale Merkmale Sozialer Angststörungen

Zentrales Merkmal von Sozialen Angststörungen ist die Überzeugung, dass das eigene Verhalten oder körperliche Angstsymptome von anderen Menschen als peinlich bewertet werden. Diese Überzeugung oder Erwartung ruft Gefühle von Angst und Scham hervor, geht mit starker körperlicher Anspannung einher, und führt zur Vermeidung von Situationen, in denen eine negative Bewertung des Verhaltens oder Angstsymptome möglich ist. Die Ängste können in unterschiedlichen sozialen Situationen auftreten und sind mit erheblichen psychischen und sozialen Beeinträchtigungen verbunden.

Die **Kognitionen** kreisen bei Sozialer Angststörung inhaltlich um Versagen, Blamage oder Peinlichkeit. Dabei ist der Kern der Gedanken zwei Erwartungskomponenten: (1) Inadäquate Verhaltensweisen oder Körpersymptome zu zeigen (z. B. »Ich werde in meinem Vortrag stocken«, »Ich werde erröten«), (2) von anderen Personen aufgrund des eigenen Verhaltens oder der Körpersymptome negativ (z. B. »peinlich« oder »inkompetent«) bewertet zu werden. Personen mit Sozialer Angststörung nehmen ihre sozialen Fertigkeiten verzerrt wahr: Defizite, selbst wenn sie vorhanden sein sollten, werden weitaus negativer gesehen, als sie tatsächlich sind.

Diesen verzerrten Erwartungen sind oftmals auf negative Grundüberzeugungen zurückzuführen. So wird die Bewertung anderer Personen des Verfehlens sozialer Standards oftmals als überkritisch wahrgenommen: Schon die geringsten Abweichungen können bei anderen Personen Ablehnung hervorrufen. Diese Wahrnehmung anderer geht mitunter auch mit einem Perfektionismus bezüglich sozialer Standards einher (»Ich darf mir keinen Fehler erlauben«). Darüber hinaus ist das Selbstkonzept sehr negativ, indem eigene Schwächen und Defizite besonders hervorgehoben werden.

Emotionen. Die Emotionen sind vor allem durch Angst und Schamgefühle gekennzeichnet. Die Angst ist sehr intensiv und tritt in der Regel nicht nur *in* den kritischen Situationen, sondern bereits im Vorfeld auf (antizipatorische Angst). So kann sich die Angst zu einer Angst vor der Angst aufschaukeln und erreicht dann bereits vor kritischen Situationen ein extrem hohes, für Betroffene unerträgliches Niveau. Hierbei vermischen sich oftmals eine situationsbezogene Furcht (z. B. den roten Faden zu verlieren) mit einem eher diffusen Gefühl der Angst und der generellen Wahrnehmung einer sozialen Bedrohung (z. B. von anderen Personen ausgeschlossen zu werden). Auf diese Weise

Tabelle 1.1 Typische Symptome der Sozialen Angststörung

Kognitionen	**Emotionen**
Automatische Gedanken: (1) »Ich zeige sozial unangemessenes Verhalten oder körperliche Angstsymptome.« (2) »Andere werden mich deshalb negativ bewerten.« **Grundüberzeugungen:** ▶ Erwartung von überkritischer Bewertung durch andere ▶ Perfektionismus ▶ negatives Selbstbild	▶ Angst ▶ Furcht ▶ Scham ▶ Verlegenheit ▶ Panik
Verhalten	**Körperliche Symptome**
▶ Vermeidung ▶ Flucht ▶ Sicherheitsverhalten ▶ Sozial inkompetentes Verhalten (cave: subjektiv stärker wahrgenommen als für Beobachter!)	▶ Anspannung ▶ vegetative Erregung ▶ Herzrasen ▶ »sichtbare Trias«: Erröten, Zittern, Schwitzen (cave: subjektiv stärker wahrgenommen als für Beobachter!)

schaukeln sich eine mit starker körperlicher Erregung einhergehende, intensive Furcht und eine fluktuierende Angst gegenseitig auf. Diese Angst kann sich bis zu einer panikartigen Reaktion aufschaukeln, in der die Betroffenen glauben, die Kontrolle über die Anspannung zu verlieren und einen körperlichen Zusammenbruch oder eine psychische Entgleisung zu erleben.

Ein weiterer, charakteristischer Affekt ist die Scham, die von Betroffenen als extrem belastend erlebt wird und einen wesentlichen Teil des Leidensdrucks bei Sozialer Angststörung verursacht. Schamgefühle sind im Normalfall situationsgebunden und dienen der sozialen Anpassung, indem gegenüber anderen Menschen eine Distanzierung, Entschuldigung und auch Reue bezüglich des eigenen normabweichenden Verhaltens (oder auch des Verhaltens anderer) signalisieren. Bei Sozialer Angststörung sind die Schamgefühle jedoch exzessiv ausgeprägt und können über das Gefühl von Verlegenheit hinaus die Intensität von Demütigung oder Verachtung von sich selbst erreichen.

Körperliche Reaktionen. Die körperlichen Reaktionen von Personen mit Sozialer Angststörung sind, bedingt durch die intensive Angst, vor allem durch ein erhöhtes autonomes Erregungsniveau gekennzeichnet. Sie können sich in vegetativen Symptomen wie Herzklopfen, Kurzatmigkeit oder Mundtrockenheit, sowie in starker muskulärer Anspannung (z. B. Druck auf der Brust, »eingeschnürte« Kehle), seltener in Übelkeit oder Harndrang, zeigen.

Eine Besonderheit stellen bei Sozialer Angststörung die sichtbaren Symptome Zittern, Schwitzen, Erröten dar. Betroffene beschreiben diese Symptome als exzessiv und auffällig (z. B. »wie Espenlaub zittern«, »in Sturzbächen schwitzen« oder »eine knallrote Birne haben«). In aller Regel steht jedoch das objektive Ausmaß in deutlicher Diskrepanz zum Erleben und wird von Außenstehenden gar nicht oder als unauffällig (»normal«) wahrgenommen. Gelegentlich können sich jedoch Symptome durch eine erhöhte Interozeption und subjektive Bewertung als peinlich so stark aufschaukeln, dass sie auch für andere wahrnehmbar sind, insbesondere wenn sie von auffälligem Verhalten begleitet sind.

Verhalten. Im Verhalten der Betroffenen ist die durchgängige Tendenz zur Vermeidung von bzw. die Flucht aus kritischen Situationen ein zentrales Merkmal. Sie ist, im Gegensatz zu subklinischen sozialen Ängsten, in aller Regel derart rigide, dass hierdurch erhebliche soziale Nachteile verursacht werden. So brechen Betroffene bereits in der Schulzeit trotz guter Leistungsfähigkeit weiterführende Bildungswege ab, erfüllen im Berufsleben die zunehmenden sozialen Anforderungen (z. B. Teamarbeit) nicht, kündigen bei Beförderung wegen der erwarteten Mitarbeiterführung Arbeitsstellen und ziehen sich im Privatleben aus zwischenmenschlichen Beziehungen bis hin zur vollständigen sozialen Isolation zurück.

Angesichts der Notwendigkeit zu sozialen Interaktionen ist jedoch die Vermeidung nicht durchgängig möglich und das Durchstehen bedrohlicher Situationen unumgänglich. Frühzeitig schon entwickeln deshalb Betroffene Strategien, um die vermeintliche Blamage zu verhindern bzw. dieser entgegenzuwirken. Diese Strategien werden *Sicherheitsverhalten* genannt und verhindern, neben der kompletten Vermeidung von Situationen, die Widerlegung der unrealistischen Erwartungen (Clark & Wells, 1995). Sicher-

heitsverhalten ist allerdings nicht immer situationsadäquat und kann anderen Personen auffallen. Zum Beispiel ist das rigide Ablesen von Vortragstexten, um vermeintliche Redeblockaden zu verhindern, oftmals auffälliger als eine Redeunterbrechung selbst. Darüber hinaus verursachen auch kognitive Strategien wie z. B. die »innere Vorbereitung« von Sätzen auffällige Veränderungen in der Wirkung nach außen, die Gesprächspartnern durch das stockende, gehemmte Reden auffallen.
Sozial unangemessenes, selbstunsicheres oder ungeschicktes Verhalten ist jedoch nicht nur eine Folge von Sicherheitsverhalten, sondern kann auch auf ein Defizit in den sozialen Kompetenzen zurückgeführt werden. Bedingt durch ein eingeschränktes Verhaltensrepertoire (z. B. Wissensdefizite aufgrund von sozialem Rückzug), werden Verhaltensweisen nicht ausreichend auf die Situation und die Erwartungen anderer angepasst. Die offenkundige Unfähigkeit, sozialen Anforderungen z. B. am Arbeitsplatz oder im zwischenmenschlichen Kontakt gerecht zu werden, kann dann zu tatsächlicher Abwertung und Ausgrenzung führen.

Wie die beiden Fallbeispiele (s. Kästen) veranschaulichen, weisen soziale Angststörungen eine große Variabilität sowohl hinsichtlich der Symptome als auch der auslösenden Situationen auf.

Fallbeispiel • Generalisierte Angst vor negativer Bewertung

Eine 41 Jahre alte Patientin, Büroangestellte, ledig, lebt seit dem Auszug aus dem Elternhaus alleine und isoliert. Sie erlebt intensive Angst im Beruf und in der Öffentlichkeit und meidet sowohl den Kontakt mit Fremden als auch Treffen mit Bekannten. Außer zu ihrem Bruder hat sie praktisch keine Beziehungen zu anderen Menschen. Kontakte oder Freundschaften vermeidet sie, da sie sich sicher ist, dass andere sie ablehnen werden. Wegen ihrer Probleme fühlt sie sich minderwertig, einsam und deprimiert und hat manchmal sogar Selbstmordgedanken. In fast allen Situationen außerhalb ihrer Wohnung fühlt sie sich sehr angespannt und gehemmt, da sie befürchtet, wegen ihres »absonderlichen« Verhaltens als peinlich bewertet und als »Außenseiterin« abgelehnt zu werden. Danach befragt, was denn anderen auffallen würde, kann sie zunächst nur angeben, dass sie »insgesamt merkwürdig« wirke und manchmal nicht weiß, was sie sagen soll. Auf näheres Nachfragen gibt sie an, ihre Gedanken kreisen vor allem um Befürchtungen, dass andere Anzeichen von Anspannung, insbesondere ein Zucken im Gesichts- und Kopfbereich, wahrnehmen und diese als »unnormal« oder »merkwürdig« bewerten könnten. Bevorstehende Treffen mit anderen Menschen führen zu einer extremen Unruhe. Um nicht aufzufallen, setzt sie sich meist abseits und vermeidet jeglichen Blickkontakt.

Während bei dieser Fallbeschreibung deutlich wird, dass vielfältige Ängste in unterschiedlichen Situationen bestehen, können soziale Angststörungen auch auf spezifische Situationen begrenzt sein. Dies verdeutlicht ein weiteres Fallbeispiel.

Fallbeispiel • Spezifische Angst vor Erröten

Eine 30 Jahre alte Büroangestellte, ledig, hatte soziale Ängste in verschiedenen Situationen. Besonders ausgeprägt war jedoch ihre Befürchtung, dass sie im Beisein anderer Personen erröten könne. Die Patientin befürchtete dann, dass andere dies sogleich bemerken und sie für unsicher halten würden. Außerdem glaubte sie, dadurch sehr unattraktiv und unvorteilhaft zu wirken. Sowohl bei privaten Kontakten als auch in ihrer Arbeit löste die Anwesenheit anderer die Erwartung aus: »Ich werde sicher gleich wieder rot werden. Alle werden es sehen und werden denken, ich bin unsicher und wie ein kleines Mädchen. Sie werden dann Bemerkungen machen oder witzeln und das Gespräch mit mir unterbrechen.« Um das Erröten zu kaschieren, ging die Patientin regelmäßig ins Solarium und trug Make-up. Auch bei der Kleidung achtete sie besonders darauf, keine Rottöne oder weiße Blusen anzuziehen, da die Gesichtsröte dann noch mehr auffalle. Die Patientin versuchte, bei Zusammenkünften oder Partys eher im Hintergrund zu stehen und eher hinzugehen, wenn es dunkel wird. Wenn sie angesprochen werde, dann blicke sie zu Boden, kämme die langen Haare mit den Fingern leicht vor das Gesicht und spreche schnell, um die unangenehme Situation zu beenden.

Die Bedeutung des situativen Kontextes

Angst vor negativer Bewertung ist vor allem von der Überzeugung gekennzeichnet, durch eigene Handlungen oder Angst soziale Normen zu verletzen. Soziale Normen sind jedoch sehr stark kontextabhängig: In einer geselligen Runde mit Freunden und Freundinnen bestehen andere Erwartungen an das Verhalten als in Vortragssituationen am Arbeitsplatz. Dadurch bestimmen situative Kontextbedingungen auch in hohem Maße die Bewertung von Verhalten. Häufig werden zwei Kategorien von Situationen unterschieden:

(1) »Soziale Performanz-Situationen« (sog. **Leistungssituationen**): Dazu gehören Situationen, in denen man Handlungen ausführt, die von anderen beobachtet und bewertet werden könnten. Dies umfasst insbesondere das öffentliche Reden als die häufigste angstauslösende Situation, aber auch Aktivitäten wie Essen, Trinken oder Schreiben in Gegenwart anderer Menschen. Hier bestehen sehr oft spezifische Normen, wie die Handlungen ausgeführt werden sollten.

(2) **Interaktionssituationen**: In diesen Situationen findet eine Interaktion mit einer anderen Person statt, z. B. Kontaktsituationen (vor allem mit Fremden), Kommunikation mit Autoritätspersonen, auf Partys, in Gesellschaft mit Bekannten etc.

Allerdings hängt die Unterscheidung von Performanz- und Interaktionssituationen weniger von den objektiven Eigenschaften einer Situation ab, sondern von den Bewertungen. Z.B. kann eine Person mit Sozialer Angststörung sowohl in einem Vortrag als auch in einer Unterhaltung mit einer fremden Person befürchten, etwas Unpassendes, Falsches oder Dummes zu sagen (Performanzaspekt) und gleichzeitig kann die Erwartung bestehen, dass andere mich für einen schlechten Gesprächspartner oder »Stimmungstöter« halten (Interaktionsaspekt).

Soziale Situationen sind sehr komplex und vieldeutig; oftmals sind sie mit verschiedenen Normen verbunden, sodass unterschiedliche Bewertungen möglich sind. Die angstauslösenden Situationsmerkmale sind häufig höchst individuell («idiosynkratisch«) und nur durch eine genaue Exploration der Kognitionen zu klären.

1.2 Diagnosestellung

Der Begriff Soziale Angststörung löste 2013 mit der Einführung des DSM-5 die traditionelle Diagnosebezeichnung *Soziale Phobie* ab, um deutlich zu machen, dass klinisch bedeutsame soziale Ängste in der Regel nicht nur auf wenige Situationen eingegrenzt und somit mit geringem Leidensdruck verbunden sind, sondern generalisiert auftreten und auch die psychische Belastung durch die Angst oftmals bedeutsam ist. Dieser Auffassung folgt auch die ICD-11 (Beta-Version).

Tabelle 1.2 Diagnostische Kriterien für Soziale Angststörung nach DSM-5 und ICD-11

DSM-5	ICD-11 (6B04)
▶ Ausgeprägte / anhaltende Furcht vor Situationen, in denen man der Beobachtung anderer ausgesetzt ist ▶ Interaktions-, Beobachtungs- und Leistungssituationen ▶ Angst vor negativer Bewertung des eigenen Handelns oder von sichtbaren Angstsymptomen ▶ Konfrontation verursacht fast immer Angst ▶ Angst nicht in Relation zur tatsächlichen sozialen Bedrohung ▶ Angst oder Vermeidung mind. 6 Monate ▶ Lebensführung ist beeinträchtigt und / oder starker Leidensdruck ▶ Ausschluss somatischer Ursachen ▶ Bei körperlichen Krankheiten: Angst nicht hierauf bezogen oder exzessiv ▶ Spezifizierungen: Leistungsangst: Reden oder Handeln in der Öffentlichkeit	▶ Ausgeprägte, übermäßige Furcht in sozialen Situationen ▶ Interaktions-, Beobachtungs- und Leistungssituationen ▶ Furcht, dass Verhalten oder Angstsymptome von anderen negativ bewertet wird ▶ Vermeidung oder Durchstehen mit intensiver Furcht ▶ mindestens mehrere Monate andauernd ▶ erheblicher Stress / Beeinträchtigungen in persönlichen, familiären, sozialen, schulischen, beruflichen oder anderen Bereichen

In beiden Klassifikationssystemen wird gleichermaßen verdeutlicht, dass die Feststellung von Angst in sozialen Situationen nicht ausreicht. Von zentraler Bedeutung für die Differentialdiagnostik ist vielmehr die Bewertung eigenen Verhaltens oder von Angstsymptomen als peinlich. Dies macht es in der Exploration erforderlich, zwei Aspekte zu konkretisieren:

(1) Welche Handlungen und welche Körperreaktionen des Patienten in der Situation auftreten (bzw. erwartet werden) und
(2) welche negativen Bewertungen hierdurch bei anderen Personen ausgelöst werden.

Häufig werden diese beiden Kernkriterien bei oberflächlicher Exploration nicht geklärt, sodass die Abgrenzung von anderen Störungen nicht möglich ist. Die Folge ist, dass eine Soziale Angststörung als Verdachtsdiagnose im Raum steht.

Ein weiterer, nicht immer einfach zu klärender Aspekt ist die Unangemessenheit der Befürchtung. In vergangenen Auflagen des DSM wurde gefordert, dass die Betroffenen selbst beurteilen, ob die Befürchtung subjektiv übertrieben ist. Diese Einschätzung ist jedoch wenig reliabel; je nachdem, wie intensiv sich die Patienten in die Vorstellung der peinlichen Situation hineinversetzen und dabei auch Emotionen aktivieren, wird die Befürchtung als zutreffend wahrgenommen. Diese Fehlattribution von intensiver Angst als Hinweis auf das Zutreffen der Bedrohung wird »emotional reasoning« genannt. Deshalb wird die Einschätzung der Unangemessenheit der Befürchtung im DSM-5 den klinischen Diagnostiker:innen bzw. Therapeut:innen zugewiesen.

Aber auch für den Diagnostiker ist die Einschätzung nicht einfach. Soziale Ängste sind verbreitet und kein klinisches Phänomen; zudem sind soziale Normen nicht immer eindeutig und sehr stark abhängig vom situativen Kontext. Deshalb könnte die Neigung entstehen, die Befürchtungen der Betroffenen als angemessen zu bewerten. Eine wichtige Information für die Beurteilung der Unangemessenheit ist die Intensität der Angst und das Ausmaß an Vermeidung. Sind Angst und Vermeidung sehr viel stärker, als es die objektive Verletzung von Normen rechtfertigen, würde man diese als unangemessen einstufen und das diagnostische Kriterium als gegeben ansehen.

Ist hingegen die Erwartung negativer Reaktionen begründet und die Befürchtung negativer sozialer Bewertung realistisch, würde man nicht die Diagnose einer Sozialen Angststörung stellen. Berechtigt sind soziale Ängste z. B. auch bei sichtbaren Symptomen körperlicher Erkrankungen (z. B. unwillkürliche, impulsive Bewegungen oder Lautäußerungen bei Tourette Syndrom). Auch bei psychischen Störungen können bestimmte körperliche oder psychische Symptome auftreten, die zu objektiven Normverletzungen führen können (z. B. Unaufmerksamkeit bei ADHS, Stottern bei Entwicklungsstörungen; Bewegungsstörungen als Nebenwirkungen von Neuroleptika-Behandlung). Statt einer Sozialen Angststörung kommt hier als Diagnose eher eine Anpassungsstörung oder Psychologische Symptome bei anderenorts klassifizierten Störungen in Frage.

Ein weiteres Kriterium für die Diagnosestellung ist die Feststellung einer klinisch signifikanten Einschränkung. Diese ergibt sich einerseits aus den Folgen von Vermeidung für die psychosozialen Lebensbezüge; Beispiele hierfür sind fehlende soziale Beziehungen oder Partnerschaft, soziale Isolation und Einsamkeit, Nichterfüllung schulischer Anforderungen oder eingeschränkte berufliche Leistungsfähigkeit. Andererseits ist auch der emotionale Leidensdruck aufgrund von Scham erheblich und wird oft unterschätzt. Der Schamaffekt führt zu einer intensiven, extrem belastenden Selbstabwertung, die mit einem Anstieg von Suizidgedanken einhergehen kann. Deshalb ist es wichtig, neben den objektiven psychosozialen Einschränkungen auch die subjektiven, emotionalen Belastungen zu explorieren.

Subtypen und Abgrenzung von der vermeidend-selbstunsicheren Persönlichkeitsstörung

Wegen der Vielfalt der Symptome, Ursachen und Verlaufsformen von Sozialen Angststörungen wurden verschiedene Versuche unternommen, Subtypen voneinander abzugrenzen. Im DSM-IV wurde Soziale Phobie noch als eingegrenzte phobische Störung aufgefasst und deshalb der Subtyp einer »Generalisierten Soziale Phobie« als abweichender Sonderfall eingeführt. Da Untersuchungen aber darauf hinwiesen, dass sich über 80 % der Fälle einem solchen generalisierten Subtyp zuordnen lassen und die Generalisierung somit den Normalfall darstellt, wurde im DSM-5 die Spezifizierung eines umgrenzten Subtyps »Nur in Leistungssituationen« aufgenommen, der lediglich Angst vor Sprechen oder Handlungen in der Öffentlichkeit beinhaltet. Es bleibt abzuwarten, ob sich empirische Unterstützung für die Nützlichkeit dieser Differenzierung findet. Die Unterscheidung der Subtypen ist aufgrund der unklaren Definition von »Situationen« häufig nicht eindeutig, da in einer Situation mehrere Aspekte eine Rolle spielen können. Auch wenn Partys und berufliche Besprechungen unterschiedliche Situationen darstellen, könnte die gleiche Angst ausgelöst werden: z. B. könnte in beiden Situationen (bei einer Ansprache auf der Party und bei einem Bericht vor dem Arbeitsteam) die Befürchtung bestehen, zu stottern, etwas Dummes sagen oder peinliche Körpersymptome zu zeigen.

Nicht weniger schwierig ist auch die Abgrenzung der vermeidend-selbstunsicheren Persönlichkeitsstörung von der Sozialen Angststörung. Kennzeichnend ist nach dem kategorialen Diagnosesystem ein Muster von sozialer Hemmung, Unzulänglichkeitsgefühlen und Überempfindlichkeit gegenüber negativer Bewertung. Der Beginn liegt im frühen Erwachsenenalter und das Muster sollte stabil sein und sich in verschiedenen Situationen zeigen. Mindestens vier der in Tabelle 1.3 aufgeführten Kriterien müssen erfüllt sein. Eine Komorbidität der vermeidend-selbstunsicheren Persönlichkeitsstörung mit Sozialer Angststörung ist möglich und kommt auch nach epidemiologischen Studien (Marques et al., 2012; Lampe & Sunderland, 2015) bei ca. einem Drittel der Betroffenen vor.

Im DSM-5 wurde auch ein alternatives, dimensionales Diagnosemodell vorgestellt, das Beeinträchtigungen im Funktionsniveau der Persönlichkeit vorsieht, die sich durch Einschränkungen des Selbst (Identität und Selbststeuerung) sowie Einschränkungen in zwischenmenschlichen Beziehungen (Empathie und Intimität) zeigen. Danach ist die vermeidend-selbstunsichere Persönlichkeitsstörung durch Schwierigkeiten in mindestens zwei der folgenden Funktionsbereiche gekennzeichnet: geringes Selbstwertgefühl und Schamgefühle, unrealistische Selbstansprüche, Empfindlichkeit gegenüber Kritik oder Zurückweisung und die Tendenz, Kontakte aus Angst vor Ablehnung zu meiden. Zusätzlich müssen mindestens drei weitere Merkmale wie Ängstlichkeit, sozialer Rückzug, Anhedonie oder Vermeidung von Nähe vorhanden sein.

Tabelle 1.3 Vermeidend-selbstunsichere Persönlichkeitsstörung und Soziale Angststörung nach DSM-5 im Vergleich

Vermeidend-selbstunsichere Persönlichkeitsstörung	**Soziale Angststörung**
▶ tiefgreifendes Muster sozialer Gehemmtheit, Insuffizienzgefühlen und Überempfindlichkeit gegenüber negativer Beurteilung ▶ Beginn: frühes Erwachsenenalter ▶ manifestiert sich in verschiedenen Situationen ▶ mind. 4 Kriterien sind erfüllt von: – Vermeidung enger zwischenmenschlicher Kontakte aus Angst vor Kritik, Missbilligung oder Zurückweisung – Widerwillen gegenüber unsicheren sozialen Beziehungen – Zurückhaltung in intimeren Beziehungen aus Angst, beschämt oder lächerlich gemacht zu werden – Beschäftigung mit Kritik oder Ablehnung in sozialen Situationen – Hemmung in neuen zwischenmenschlichen Situationen – Selbstbewertung als gesellschaftlich unbeholfen, unattraktiv oder unterlegen – Scheu gegenüber persönlichen Risiken, weil sich diese als beschämend erweisen könnte	▶ ausgeprägte / anhaltende Furcht vor Situationen, in denen man der Beobachtung anderer ausgesetzt ist ▶ Interaktions-, Beobachtungs- und Leistungssituationen ▶ Angst vor negativer Bewertung des eigenen Handelns oder vor sichtbaren Angstsymptomen ▶ Konfrontation verursacht fast immer Angst ▶ Angst nicht in Relation zur tatsächlichen sozialen Bedrohung ▶ Angst oder Vermeidung mind. 6 Monate ▶ Lebensführung beeinträchtigt und / oder starker Leidensdruck ▶ Ausschluss somatischer Ursachen ▶ bei körperlichen Krankheiten: Angst nicht hierauf bezogen oder exzessiv ▶ Spezifizierung Leistungsangst: Reden oder Handeln in der Öffentlichkeit

In der Gegenüberstellung wird deutlich, wie groß die Überlappungen hinsichtlich der Symptome sind. Auch der Generalisierungsgrad und die Verlaufsform sind wenig diskriminativ, da auch die Soziale Angststörung einen frühen Beginn und einen stabilen Verlauf aufweisen kann. Als Unterscheidungsmerkmal bietet sich am ehesten noch der unterschiedliche soziale Kontext an: Während die Definition der vermeidend-selbstunsicheren Persönlichkeitsstörung Schwierigkeiten in zwischenmenschlichen Beziehungen, auch zu nahestehenden Personen, in den Vordergrund stellt, ist die Soziale

Angststörung stärker situationsbezogen und zeigt sich z. B. in der Öffentlichkeit und gegenüber Fremden, jedoch weniger im engeren privaten Kontext und gegenüber nahestehenden Personen. Allerdings zeigen Studienergebnisse, dass diese konzeptionellen Unterschiede keine kategorischen Unterschiede zwischen Patientengruppen ergeben (Frandsen et al., 2020). Danach zeigen auch Personen mit Sozialer Angststörung ein Muster der Unsicherheit in zwischenmenschlichen Beziehungen, wenn auch in geringerem Ausmaß. Gleichzeitig ist die allgemeine Belastung durch Symptome nicht weniger als bei Personen mit vermeidend-selbstunsicherer Persönlichkeitsstörung. Somit spricht vieles dafür, dass es weniger qualitativen Unterschiede gibt, sondern beide Störungen sich eher im Hinblick auf die Betonung von Symptombelastung oder zwischenmenschlichen Problemen unterscheiden.

Zusammenfassung

Zentrales Merkmal Sozialer Angststörungen ist die Überzeugung oder Erwartung, dass das eigene Verhalten oder körperliche Symptome von anderen Menschen als peinlich bewertet werden. Das Erscheinungsbild ist jedoch sehr vielfältig und wird zudem häufig von Folgeproblemen überlagert.

Die wesentlichen Symptome der Sozialen Angststörung bestehen in der Erwartung einer negativen Bewertung durch andere Menschen, Gefühlen von Angst und Scham, körperlichen Symptomen, die für andere sichtbar sein können, sowie Vermeidungs- und Sicherheitsverhaltensweisen. Angesichts der großen Verbreitung subklinischer sozialer Ängste ist die Definition einer diagnostischen Schwelle anhand der Beeinträchtigung in den verschiedenen Lebensbereichen und dem Leidensdruck ein wichtiges Kriterium für die klinische Diagnose einer Sozialen Angststörung. Die Unterscheidung von Subtypen wie auch die Abgrenzung zur vermeidend-selbstunsicheren Persönlichkeitsstörung sind schwierig. Auch wenn quantitative Unterschiede in der Symptombelastung und dem Ausmaß interpersonaler Probleme bestehen können, ist die Differentialdiagnose einer vermeidend-selbstunsicheren Persönlichkeitsstörung angesichts der großen Überlappungen in den diagnostischen Kriterien problematisch.

1.3 Epidemiologie, Verlauf und Komorbidität

Mit einer Lebenszeit-Prävalenz von 7–12 % und einer Einjahres-Prävalenz von 6–8 % sind Soziale Angststörungen die häufigste Angststörung sowie die dritthäufigste psychische Störung, nach Depressionen und Alkoholabhängigkeit (Ruscio et al., 2008). Die Störung beginnt in der Regel in der Kindheit oder frühen Jugend (zwischen 10 und 13 Jahren). Ein früher Beginn erhöht dabei die Wahrscheinlichkeit einer Generalisierung der Ängste (Wittchen et al., 1999). In epidemiologischen Studien sind Frauen etwas häufiger betroffen als Männer, allerdings ist der Geschlechterunterschied im Vergleich zu anderen Angststörungen weniger ausgeprägt. In einigen Studien mit klinischen Populationen konnte kein signifikanter Unterschied zwischen den Geschlechtern festgestellt werden (Wittchen & Fehm, 2003).

Die Ausprägung sozialängstlicher Symptomatik kann im Verlauf des Lebens Schwankungen unterliegen. Typischerweise wird die Symptomatik nach Beginn in der Pubertät bis zum Alter von 19 Jahren stärker und verläuft dann in der späten Adoleszenz-Altersgruppe in einem Auf und Ab (Wittchen & Fehm, 2003). Nach dem 24. Lebensjahr tritt dann meist ein persistierender, stabiler Verlauf ein und nur wenige Betroffene erleben dann noch unbehandelt eine Spontanremission (Keller, 2003).

Soziale Angststörungen treten in aller Regel mit komorbiden Störungen auf. Epidemiologische Studien zeigen, dass dies bei bis zu 90 % der Betroffenen der Fall ist (Ruscio et al., 2008; Acaturk et al., 2008). Die Komorbiditätsraten schwanken zwischen den verschiedenen Untersuchungen (Koyuncu et al., 2019), aber am häufigsten besteht eine Komorbidität zu depressiven Störungen (35–70 %), gefolgt von spezifischen Phobien (14–61 %) und Alkoholmissbrauch / -abhängigkeit (5–50 %). Ebenfalls erhöht ist die Komorbidität zu Agoraphobie (8–45 %), Zwangsstörung (8–42 %), Panikstörung (5–27 %) und generalisierter Angststörung (1–27 %). Lediglich phobische Störungen treten zumeist früher auf als Soziale Angststörungen, hingegen entwickeln sich depressive Störungen und Alkoholismus in aller Regel später.

Hieraus lässt sich die Schlussfolgerung ziehen, dass Soziale Angststörungen ein verbreiteter Risikofaktor für die Entwicklung weiterer psychischer Störungen, vor allem von Depression und Suchterkrankungen, darstellt. Die Beziehung zur Depression könnte darin bestehen, dass sich bei schwereren Sozialen Angststörungen mit starken Vermeidungstendenzen eine zunehmende Demoralisierung und ein negatives Selbstbild entwickeln. Sekundärer Missbrauch und resultierende Abhängigkeit dürften vor allem aus höchst ungünstigen Strategien der Störungsbewältigung resultieren, in dem Alkohol, Nikotin oder Drogen als Selbstmedikation zur Spannungsreduktion eingesetzt werden. Allerdings können Soziale Angststörungen auch als Folge von Substanzstörungen entstehen, da die Betroffenen aufgrund von Entzugserscheinungen oder beruflichen Problemen fürchten, stigmatisiert zu werden (Wagner et al., 2004). Lediglich bei den komorbiden Angststörungen wird auch die Annahme diskutiert, dass diese ebenso wie Soziale Angststörungen auf einer gemeinsamen genetischen Grundlage, etwa einer erhöhten Sensibilität für Ängstlichkeit oder einer verstärkten Verhaltenshemmung, beruhen (Domschke & Maron, 2013).

1.4 Einschränkungen der Lebensqualität durch Soziale Angststörungen

Soziale Angststörungen beeinträchtigen die Lebensqualität in Beruf, Ausbildung und Partnerschaft erheblich stärker als dies vermutet wird (Lau et al., 2021). Sowohl bei Vorliegen weiterer psychischer Störungen als auch bei isolierten Sozialen Angststörungen sind soziale Beziehungen und Rollenfunktionen deutlich eingeschränkt. Die Auswirkungen erstrecken sich über alle psychosozialen Bereiche:

- Sozioökonomischer Status: Epidemiologische Untersuchungen zeigen, dass Betroffene konstant einen niedrigeren sozioökonomischen Status aufweisen, erkennbar an geringerem Bildungsniveau, niedrigerem Einkommen, angespannter finanzieller Lage und Zugehörigkeit zu niedrigeren sozialen Schichten (Patel et al., 2002).
- Arbeit/Ausbildung: Soziale Angststörungen führen zu erheblichen ökonomischen Belastungen durch Arbeitsausfälle, reduzierte Produktivität und Unterqualifizierung (Lipsitz & Schneier, 2000). Viele Betroffene meiden berufliche Positionen, die den Kontakt mit Kollegen, Führungsaufgaben oder Präsentationen erfordern, besonders im Zusammenhang mit selbstunsicherer Persönlichkeitsstörung. Diese Vermeidung kann zu beruflichen Problemen bis hin zur Kündigung führen, wodurch sie oft in unterqualifizierten, isolierten und schlecht bezahlten Beschäftigungen landen.
- Ehe und Partnerschaft: Betroffene sind seltener verheiratet, leben seltener in Partnerschaften und häufiger im Elternhaus (Stein et al., 2017). Dies könnte auf Hemmungen beim Ansprechen des anderen Geschlechts zurückzuführen sein. Zudem machen Unterqualifizierung und finanzielle Unsicherheit sie weniger attraktiv für potenzielle Partner. Häufig berichten sie von Partnerschaftsproblemen und Trennungen, möglicherweise bedingt durch berufliche Belastungen, depressive Verstimmungen und Alkoholkonsum.
- Soziale Beziehungen: Menschen mit Sozialen Angststörungen verfügen über weniger Freundschaften, eingeschränkte familiäre Bindungen, ein schwaches soziales Netzwerk und sind seltener in Vereinen oder sozialen Einrichtungen aktiv, was zu verstärkter sozialer Isolation führt (Hendriks et al., 2014).
- Psychische Gesundheit: Betroffene leiden nicht nur häufig unter Depressionen und anderen psychischen Störungen, sondern auch unter Hoffnungslosigkeit, Sorgen und Anhedonie, und haben häufiger auch Suizidgedanken, (Byrne et al., 2021). Die psychosozialen Beeinträchtigungen sind bei Sozialen Angststörungen im Vergleich zu anderen Angststörungen sogar stärker ausgeprägt (Hendriks et al., 2014). Besonders gravierend sind die Auswirkungen bei komorbiden Störungen, insbesondere affektiven Störungen.

Diese Befunde unterstreichen, dass Soziale Angststörungen umfassende Beeinträchtigungen in allen wichtigen psychosozialen Bereichen verursachen. Da Hilfe oft erst nach zwei Jahrzehnten gesucht wird, wenn psychische Entwicklungen fortgeschritten und soziale Veränderungen erschwert sind, spricht man im Leben der Betroffenen häufig von »verpassten Chancen«. In therapeutischen Kontexten kann diese Erkenntnis bedeutsam sein: Patienten reagieren nach ersten Behandlungserfolgen oft irritiert und deprimiert (»Es kann doch nicht sein, dass ich mich so lange so schwer eingeschränkt habe«). Besonders ältere Patienten können unter den durch die Erkrankung bedingten Einschränkungen stark leiden. Daher empfiehlt es sich im therapeutischen Vorgehen, Gefühle von Frustration oder Ärger anzunehmen, jedoch im weiteren Verlauf den Fokus auf zukünftige Chancen zu richten und diese aktiv zu gestalten.

Fazit • Soziale Angststörungen sind ein psychosoziales Handicap

- verringertes Bildungsniveau
- unterqualifizierte Beschäftigungen
- geringere Arbeitsproduktivität / geringeres Einkommen
- weniger häufig verheiratet, häufiger Trennungen
- Beeinträchtigungen der familiären und sozialen Beziehungen
- soziale Isolation
- psychische Folgeprobleme (Depression, Sucht)

1.5 Zusammenfassung

Soziale Angststörungen sind wesentlich verbreiteter als gemeinhin angenommen. Mit einer Lebenszeitprävalenz von 7–12 % und einer Einjahres-Prävalenz von 6–8 % stellen sie die häufigste Angststörung und nach Depression und Alkoholmissbrauch / -abhängigkeit die häufigste psychische Störung überhaupt dar. In der Regel treten Soziale Angststörungen gemeinsam mit anderen psychischen Störungen auf, besonders häufig mit Angststörungen, Affektiven Störungen und substanzbezogenen Störungen. Die Störung geht mit teilweise massiven Beeinträchtigungen im Berufsleben und im Privatleben einher: Die Betroffenen verfügen häufig über einen niedrigeren sozioökonomischen Status und ein niedrigeres Bildungsniveau, sind häufiger arbeitslos und ledig. Personen mit Sozialen Angststörungen, insbesondere des Generalisierten Subtyps und mit komorbiden Störungen, leben nicht selten in sozialer Isolation und weisen eine starke Beeinträchtigung ihrer psychischen Gesundheit auf.

2 Erklärungsmodelle

2.1 Lerntheorien

Lerntheoretische Konzepte waren die ersten, die die Entstehung sozialer Ängste zu erklären versuchten. Anknüpfend an die Theorien Pawlows beschreibt Salter (1949) soziale Ängste und Unsicherheit als Folge der Imbalance von Erregungs- und Hemmungsprozessen, die den spontanen Ausdruck von Gefühlen und Bedürfnissen beeinträchtigen. Mit seinem »Expressive Training« entwickelt er einen Behandlungsansatz, der als Prototyp eines Selbstsicherheitstrainings gelten kann. Sein Ansatz wurde auch von Wolpe (1958) aufgegriffen, der Klassische Konditionierungsprozesse als Ursache auch für soziale Ängste sieht und diese deshalb durch Gegenkonditionierung (»reciprocal inhibition«), z. B. mittels Einübens aggressiven Durchsetzens, behandelte. Tatsächlich berichtet ein großer Anteil von Personen mit Sozialen Angststörungen, dass sie in ihrer Lebensgeschichte eine »traumatische« soziale Erfahrung gemacht haben (z. B. wegen Ungeschicklichkeit in der Schule ausgelacht worden zu sein, Denk- oder Sprechblockade beim öffentlichen Reden). Dabei ist der Anteil von Personen mit nichtgeneralisierten, situativ eingegrenzten Sozialen Angststörungen deutlich höher (bis zu 60 %) als bei Generalisierten Sozialen Angststörungen (40 %). Hieraus wurde geschlossen, dass klassische Konditionierungsprozesse vor allem bei nichtgeneralisierten Sozialen Angststörungen eine Rolle spielen.

Unter dem Einfluss sozialer Lerntheorien wurden in den 70-er-Jahren soziale Kompetenz-Defizite als zentrale Ursache für die Entstehung der Sozialen Angststörungen in den Vordergrund gerückt. Soziale Ängste wurden als Folge von Defiziten im Repertoire sozialer Kompetenzen einer Person erklärt (Trower et al., 1978). Aufgrund sozialer Defizite können danach soziale Anforderungen nicht erfüllt werden, die Folge sind ungünstige soziale Konsequenzen und Ängste vor negativer Bewertung. Soziale Kompetenztrainings, die sich auf die Aufhebung solcher Defizite konzentrierten, fanden nicht nur zur Behandlung sozialer Ängste, sondern auch als Breitbandverfahren bei verschiedensten psychischen Störungen rasche Ausbreitung.

In Deutschland ist das soziale Kompetenztraining von Hinsch & Pfingsten (2023) weit verbreitet. Allerdings haben viele Menschen mit sozialen Ängsten entweder keine grundlegenden sozialen Kompetenzdefizite oder ihre Defizite beschränken sich auf bestimmte Situationen, wie etwa Gespräche mit anderen (Voncken & Bögels, 2008). Ein weiteres Problem besteht darin, dass soziale Kompetenzen im engeren Sinne nicht direkt beobachtbar sind, sondern lediglich die soziale Performanz. Da die Forschungsergebnisse zur sozialen Performanz von Menschen mit sozialen Angststörungen uneinheitlich sind, wird heute eher die Auffassung diskutiert, dass sozial kompetentes Verhalten bei den meisten Betroffenen durch intensive Angst unterdrückt oder durch Sicherheitsverhalten (siehe Abschn. 2.5.2) beeinträchtigt wird.

2.2 Bindungstheoretische und psychodynamische Erklärungsansätze

Das frühe Auftreten von Sozialen Angststörungen und insbesondere die Beziehungsmuster von Personen mit Vermeidend-Selbstunsicherer Persönlichkeitsstörung werden als ein Hinweis gewertet, dass eine Ursache von Sozialen Angststörungen, insbesondere des Generalisierten Subtyps, auf frühe Erfahrungen zurückgeführt werden könnte. Sowohl Bindungstheorien (Bowlby, 1969), als auch interpersonelle Theorien (Benjamin, 1996) postulieren, dass ein ungünstiges, z. B. ängstlich-protektives oder ablehnendes Erziehungsverhalten der Eltern zu einem selbstunsicher-vermeidenden Bindungsmuster beigetragen haben müssen.

Knappe et al. (2009) stellten fest, dass Eltern sozial ängstlicher Kinder häufig einen überbehütenden oder gleichgültigen Erziehungsstil haben. Es bleibt jedoch unklar, ob dies ein spezifischer Faktor für die Entwicklung von Bindungsunsicherheit oder ein allgemeiner Vulnerabilitätsfaktor ist (Garcia et al., 2021). Obwohl Langzeitstudien zur Klärung der Kausalität fehlen, zeigt sich, dass Menschen mit sozialer Angststörung oft einen unsicheren Bindungsstil aufweisen (Manning et al., 2016).

Traditionelle psychoanalytische Theorien haben soziale Angststörungen kaum thematisiert. Erst durch die Erforschung der Psychodynamik von Schamaffekten rückte das Störungsbild in den Fokus psychodynamischer Theoretiker. Joraschky (1998) hebt die Schutzfunktion der Scham hervor, die als Abwehrmechanismus gegen grenzüberschreitende Einflüsse der Umwelt dient. Bassler (1997) sieht einen weiteren wesentlichen Aspekt Sozialer Angststörungen in einem narzisstisch motivierten Perfektionismus, der auf die soziale Umwelt projiziert wird. Eine intensivere Untersuchung der Schamaffekte könnte wichtige Erkenntnisse liefern, die auch für die Therapie Sozialer Angststörungen von Bedeutung wären.

2.3 Entwicklungspsychologische Theorien

Zwillingsstudien weisen auf eine Heritabilität (Erblichkeit) von 30–50 % für soziale Ängste hin (Bas-Hoogendam et al., 2016). Da soziale Angststörungen mitunter sehr früh auftreten, werden biologische Dispositionen deshalb als eine wichtige Grundlage für die Entwicklung sozialer Ängste angesehen.

Nach der Theorie der »behavioral inhibition« (Kagan et al., 1988) ist die Hemmung von Verhalten in einem biologisch gesteuerten Emotionssystem festgelegt. Dieses System reagiert auf neuartige Reize und Reize, die Bestrafung oder Frustration signalisieren; dabei wird nicht zwischen sozialen und nichtsozialen Reizen unterschieden. Es werden Verhaltensprogramme aktiviert, die mit Flucht, Vermeidung, Verhaltenshemmung einschließlich »freezing« (Blockade des Verhaltens) einhergehen. Verhaltensgehemmtheit geht mit ausgeprägten Reaktionen des vegetativen Nervensystems einher. Die neuroanatomische Grundlage bildet das septohippokampale System (Gray, 1987). Gehemmtes Verhalten in neuartigen, unbekannten Situationen lässt sich bereits bei Kindern ab dem Alter von zwei Jahren feststellen. Eine starke Überlappung findet sich mit dem Konzept der Schüchternheit (Zimbardo, 1977): Dieses bezeichnet einen Temperamentsfaktor, also ein stark erblich determiniertes, stabiles Persönlichkeitsmerkmal, das von dem Extrembereich sozialer Angststörungen bis zum Normalbereich reicht. Es umfasst Befangenheit, eine Hemmung des spontanen sozialen Verhaltens und eine erhöhte Bewusstheit für die Beobachtung und Bewertung eigenen Verhaltens durch andere. Langzeitstudien mit Kindern haben gezeigt, dass es zwei Typen von Schüchternheit gibt: einen im ersten Lebensjahr entstehenden, mit starken autonomen Reaktionen einhergehenden furchtsamen Typ, und einem mit 4–5 Jahren sich entwickelnden, aber zwischen dem 14. und 17. Lebensjahr verstärkt auftretenden »kognitiven« Typ mit erhöhter Selbstwahrnehmung.

Sowohl Verhaltenshemmung als auch Schüchternheit sind Konzepte, die eine generelle Bereitschaft zu sozialen Ängsten beschreiben, nicht jedoch als eine Ursache im eigentlichen Sinn gelten können. Es handelt sich um Vulnerabilitätsfaktoren, die lediglich bei einem Teil der Personen, die als Erwachsene Soziale Angststörungen entwickeln, festgestellt werden können.

2.4 Neurobiologische und evolutionäre Theorien

Die neurobiologische Erforschung von Furcht und Angst hat in den letzten Jahren erheblich an Bedeutung gewonnen. Durch Experimente an Tieren und Menschen, die auf der Konditionierung als einfachem Lernparadigma basieren, wurden wichtige Erkenntnisse über die neuronalen Mechanismen bei Angst und Angststörungen gewonnen (LeDoux, 2001; Cremers & Roelofs, 2016). Die neuroanatomische Grundlage für die Wahrnehmung und Verarbeitung von Gefahrenreizen bilden Amygdala, Hippocampus und Septum. Der Hippocampus bildet die anatomische Grundlage für die Verknüpfung von konditionierten Stimuli, die mit Bestrafung verbunden sind (z. B. aggressives Gesicht), mit Hinweisreizen des Kontextes (z. B. soziale Situation), und vermittelt bei Aktivierung des Verhaltenshemmungs-Systems das gespeicherte deklarative Wissen. Die Amygdala vermittelt zwischen der sensorischen Information und vegetativ-motorischen Angstreaktionen. Sie ermöglicht durch direkte Weiterleitung die Aktivierung einer Furchtreaktion ohne kortikale (d. h. bewusste) Verarbeitung (LeDoux, 2001). Darüber hinaus werden durch Verbindungen der Amygdala zum Cortex bewusste Bewertungsprozesse eingeschaltet, die die Grundlage für die eher kognitiv vermittelte Angst bilden. Die Aktivität des (rechten) präfrontalen Cortex könnte die neuronale Grundlage für das hieraus resultierende Vermeidungs- und Rückzugsverhalten sowie Verhaltenshemmung bilden.

Neuere Untersuchungen mit bildgebenden Verfahren weisen auf die Möglichkeit hin, dass Patient:innen mit Sozialer Angststörung eine verringerte Erregungsschwelle neuronaler Angstschaltkreise und speziell der Amygdala bei Konfrontation mit sozialen Reizen zeigen (Cremers & Roelofs, 2016).

So zeigen Personen mit Sozialen Angststörungen sowohl bei der Präsentation von Gesichtsstimuli mit ärgerlichem Ausdruck als auch in der Symptomprovokation durch Öffentliches Reden eine Überaktivität der Amygdala (Cremers & Roeloefs, 2016), die wiederum bei erfolgreicher Behandlung wieder zurückgeht (Klumpp et al., 2014).

Welche Bedeutung könnte die übermäßige Sensitivität von Personen mit Sozialen Angststörungen gegenüber Gesichtern mit negativem Gesichtsausdruck haben? Evolutionäre Theorien gehen davon aus, dass es eine »preparedness«, d. h. eine phylogenetisch begründete, biologisch verankerte Bereitschaft gibt, Angst vor aggressiven Gesichtern zu entwickeln (Öhman et al., 1985). Der evolutionäre Selektionsvorteil einer solchen Bereitschaft zu sozialer Angst könnte darin bestehen, sich auch als unterlegenes Gruppenmitglied wechselnden Dominanzhierarchien besser anzupassen und hierdurch die eigene Überlebenswahrscheinlichkeit zu erhöhen. Personen mit sozialen Angststörungen könnten nun eine verstärkte Disposition aufweisen, eine konditionierte Furchtreaktion auf aggressive, kritische oder ablehnende Gesichter zu entwickeln und mit submissivem Verhalten oder Vemeidung / Rückzug zu reagieren.

Eine wichtige Rolle in der Übertragung neuronaler Erregungsmuster der Amygdala spielt das serotonerge Neurotransmitter-System. Ausgehend von neuroendokrinen Provokationstests und der Wirkung selektiver Serotonin-Wiederaufnahme-Hemmer, wird bei Sozialen Angststörungen auch eine Hypersensitivität des serotonergen Neurotransmitter-Systems diskutiert (Frick et al., 2015). Insbesondere nimmt man an, dass bei der sozialen Angststörung eine Überempfindlichkeit postsynaptischer Rezeptoren besteht, und dass diese vor allem serotonerge Projektionen von Hirnstamm zur Amygdala und zum Frontalkortex mit verstärkten Angstreaktionen verbunden sind. Die ätiologische Bedeutung dieser Befunde ist jedoch unklar; serotonerge Dysfunktionen werden ebenso bei depressiven Störungen wie auch bei der Panikstörung diskutiert. Es erscheint zweifelhaft, ob das serotonerge Neurotransmittersystem eine spezifische Rolle in der Verursachung von Sozialen Angststörungen spielt.

In Zukunft könnten wichtige Erkenntnisse aus Untersuchungen erwachsen, die sich auf Zusammenhänge zwischen kognitiven Modellen einerseits und neurobiologischen Mechanismen andererseits konzentrieren. So wird die Informationsverarbeitung durch neurobiologische Strukturen geprägt, die in einem gewissen Umfang genetisch verankert sind. Andererseits reagiert das Gehirn aufgrund seiner Plastizität auf Umwelteinflüsse durch die Veränderung von synaptischen Verbindungen und damit einer Umformung neuronaler Netzwerke (Gabbard, 2000). Darüber hinaus wäre von Interesse, mehr darüber zu erfahren, welche neurobiologischen Korrelate den besonderen Abweichungen in der kognitiven Verarbeitung bei Sozialen Angststörungen zugeordnet werden können. Neben einer Überaktivität der Amygdala als Grundlage für das intensive Angsterleben könnte möglicherweise der Präfrontalcortex eine wichtige Rolle in der Ausrichtung der Aufmerksamkeit auf angstreduzierende Stimuli oder Planung von angstreduzierenden Verhaltensweisen (d. h. Sicherheitsverhalten) spielen (Robinson et al., 2014).

2.5 Kognitive Theorien

2.5.1 Das kognitive Modell von Beck

Nach der Theorie von Beck et al. (1985) stellen negative kognitive Schemata die zentrale Ursache für die Entwicklung psychischer Störungen dar. Charakteristisch für Soziale Angststörungen sind Bewertungen des Selbst als inkompetent oder Versager, die übermäßige Gewichtung der Bewertung durch andere oder die Sichtweise, dass andere Menschen immer sehr kritisch in ihrer Beurteilung sind. Weiterhin finden sich perfektionistische Bewertungsstandards (die sich meist primär auf das Aussehen in sozialen Situationen beziehen), die sowohl im beruflichen Kontext als auch bei der Erfüllung von gesellschaftlichen Normen angelegt werden. Darüber hinaus stellen »Anstand« oder Rollenangemessenheit des eigenen Verhaltens zentrale Inhalte kognitiver Schemata bei Sozialer Angststörung dar. Die Entstehung negativer Grundüberzeugungen kann auf unterschiedliche Einflüsse und Erfahrungen im Laufe der frühen Entwicklung zurückgeführt werden. Sie können z. B. durch Modellernen von den Eltern übernommen werden oder durch Verstärkungsmechanismen im Rahmen der elterlichen Erziehungsstile entwickelt worden sein (vgl. Abschn. 2.2). Auch eine überkritische oder überbehütende Haltung der Eltern kann die Entwicklung eines positiven Selbstbildes und von Selbstvertrauen behindern. Auf diese Weise erhöhen psychische Störungen der Eltern, insbesondere Soziale Angststörungen, auch auf direkte Weise das Risiko zur Entwicklung einer psychischen Störung, vor allem einer Sozialen Angststörung, bei Kindern (Garcia et al., 2021). Weiterhin können soziale Misserfolgserlebnisse (von Mitschülern gehänselt oder vor der Klasse ausgelacht werden) wie auch traumatisierende Erfahrungen im engeren Sinne, etwa sexueller Missbrauch, zu negativen Schemata bezüglich des Selbst oder der Bewertung durch andere beitragen.

Nach der Theorie Becks begünstigen aber vor allem ungünstige Erfahrungen in Übergängen von einer Entwicklungsphase zur nächsten (Transitionen) die Entwicklung von Sozialen Angststörungen. Insbesondere in der frühen Adoleszenz, wenn die eigenen sozialen Fähigkeiten noch nicht weit entwickelt sind, kann es durch überzogene Erwartungen der Umwelt und einer Überforderung des sozialen Verhaltensrepertoires zur Entwicklung ungünstiger Überzeugungen kommen (Beck et al., 1985). Diese negativen Schemata können auch trotz der Entwicklung eines angemessenen Repertoires an sozialen Fähigkeiten längerfristig bestehen bleiben.

Becks Theorie postuliert darüber hinaus, dass solche negativen kognitiven Schemata in Form von konditionalen oder unkonditionalen Annahmen im Gedächtnis gespeichert werden. Unkonditionale Annahmen sind Grundüberzeugungen, die absolute Bewertungen enthalten, z. B. »Ich bin ein Außenseiter« oder »Ich bin nicht liebenswert«. Konditionale Annahmen sind Wenn-dann-Verknüpfungen, etwa der Art »Wenn andere merken, dass ich ängstlich bin, werden sie mich ablehnen«. Die Unterscheidung zwischen konditionalen Annahmen und unkonditionalen Annahmen spielt vor allem im Hinblick auf deren therapeutische Modifizierbarkeit eine wichtige Rolle: Während negative automatische Gedanken (s. u.) einer Identifikation und Überprüfung in der Regel gut zugänglich sind, stellt die Identifikation und Veränderung von konditionalen und

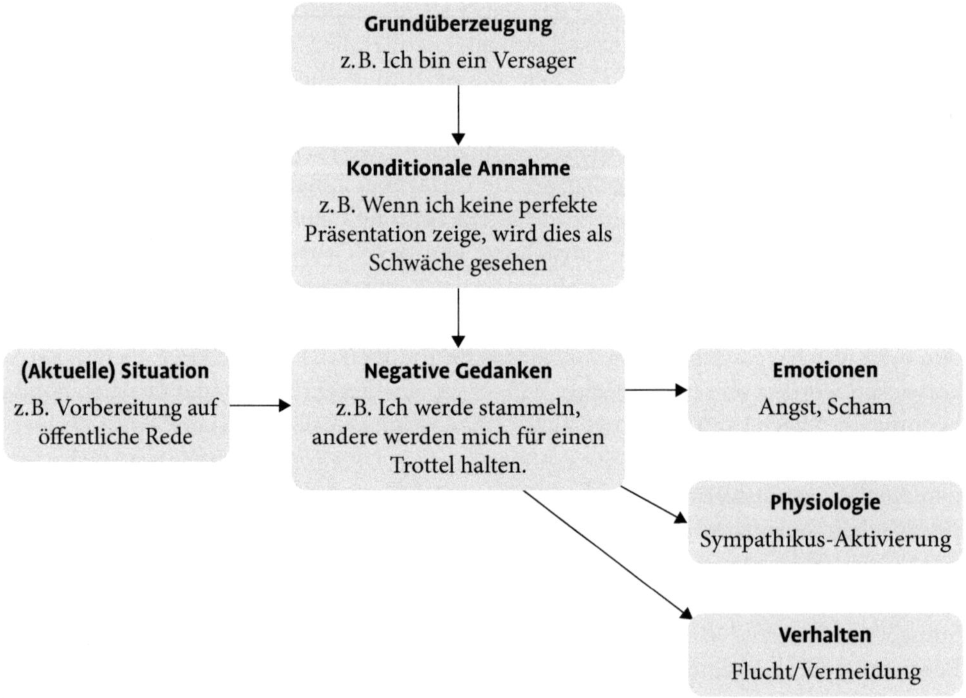

Abbildung 2.1 Das kognitive Modell von Beck et al. (1985) zur Sozialen Angststörung

insbesondere unkonditionalen Annahmen aufgrund deren starrer Logik höhere Anforderungen an den Therapeuten. Diese negativen Grundüberzeugungen werden im späteren Verlauf des Lebens durch Lebensereignisse oder negative Lebensbedingungen aktiviert und bestimmen die kognitiven Verarbeitungsmechanismen in konkreten Situationen. Eine zentrale Rolle spielen hierbei negative automatische Gedanken: Hierunter werden in charakteristischer Weise verzerrte Verarbeitungsmechanismen verstanden, die nur wenig Aufmerksamkeitskapazität erfordern und nicht bewusst sind, im Gegensatz zu kontrollierten (oder »strategischen«) Verarbeitungsprozessen, die zielorientiert und bewusst ablaufen.

Das Modell geht davon aus, dass die kognitiven Verarbeitungsprozesse die emotionalen, körperlichen und verhaltensbezogenen Aspekte des Reaktionsmusters steuern. Emotionen sind, ebenso wie körperliche Angstsymptome (und natürlich auch Verhaltensreaktionen), in der Regel bewusst oder zumindest potenziell bewusst wahrnehmbar.

Während sich in prospektiven Studien zur Depression negative kognitive Schemata als wichtiger Prädiktor für die Auslösung von depressiven Störungen herausgestellt haben, ist die ätiologische Rolle bei Angststörungen und insbesondere Sozialen Angststörungen noch nicht ausreichend empirisch abgesichert. Darüber hinaus haben sich aus dem kognitiven Modell Weiterentwicklungen ergeben, die sich vor allem auf eine Differenzierung der prozeduralen Aspekte der Informationsverarbeitung beziehen, d. h. die besondere Berücksichtigung von Aufmerksamkeits- und Gedächtnisprozessen.

2.5.2 Das kognitive Modell von Clark & Wells

Aufbauend auf der Theorie von Beck stellt das Modell von Clark und & Wells (1995) die bislang umfassendste Konzeption der Sozialen Angststörung auf kognitiver Grundlage dar. Wie in dem Modell von Beck steht im Mittelpunkt des Modells die Überzeugung, dass das eigene Verhalten oder Angstsymptome von anderen Personen als peinlich bewertet werden. Das Modell von Clark und Wells geht jedoch über das Beck'sche Modell hinaus, indem kognitive Verarbeitungsprozesse und Sicherheitsverhalten als entscheidende aufrechterhaltende Faktoren hinzugefügt werden. Abbildung 2.2 veranschaulicht anhand eines Beispiels, wie diese Faktoren zusammenwirken.

Im Mittelpunkt des Modells stehen die *kognitiven Verarbeitungsprozesse*, zu denen *Aufmerksamkeits- und Gedächtnisprozesse sowie Vorstellungen* gehören. Diese Verarbeitungsprozesse sind nach dem kognitiven Modell der entscheidende Faktor für die Auslösung, Stabilisierung und Aufrechterhaltung der Überzeugung, peinlich zu wirken, indem sie der Überzeugung subjektive Evidenz verleihen: Der Gedanke, sich peinlich zu verhalten und von anderen deshalb negativ bewertet zu werden, wird als unmittelbar »wahr« erlebt. Dabei laufen Aufmerksamkeitsprozesse, Erinnerungen und Vorstellungen automatisiert ab, d. h. werden von den Betroffenen nicht bewusst erlebt. Sie werden deshalb in der Regel von Patient:innen nicht spontan mitgeteilt, sondern müssen gezielt exploriert werden.

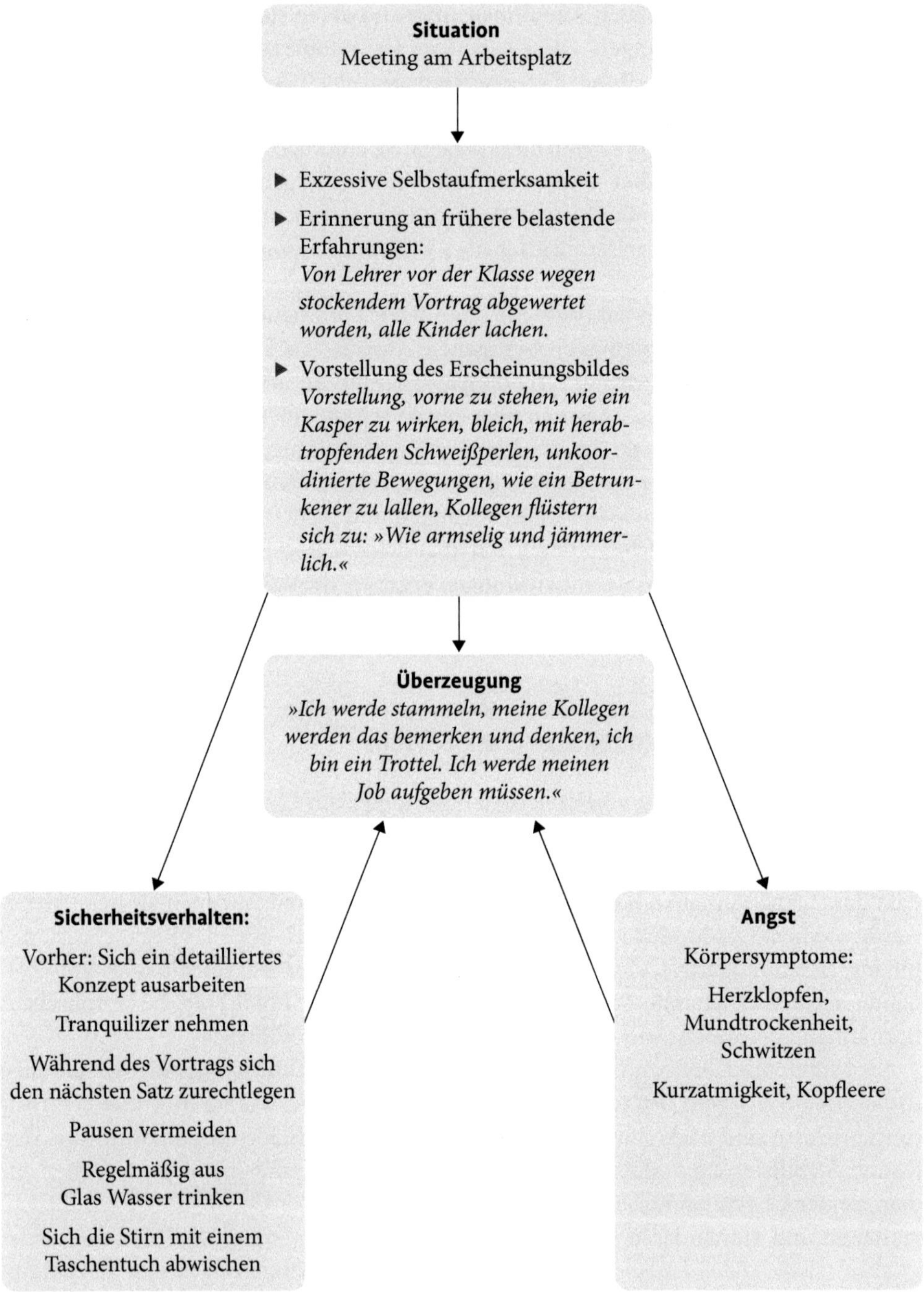

Abbildung 2.2 Das kognitive Modell von Clark und Wells (1995)

Erhöhte Selbstaufmerksamkeit. Die Erwartung einer negativen Bewertung des eigenen Verhaltens oder von Angstsymptomen aktiviert eine erhöhte Aufmerksamkeit für die Bedrohung, die vor allem von der eigenen Person ausgeht. Deshalb wird in bedrohlichen Situationen die Aufmerksamkeit in exzessiver Weise auf sich selbst bezogen. Personen mit Sozialen Angststörungen sind fortlaufend damit beschäftigt, Anzeichen für mögliche Fehler, Versagen, Blamagen und Peinlichkeiten im eigenen Verhalten wahrzunehmen. Neben dieser primär auf sich selbst gerichteten Aufmerksamkeit konzentrieren sich Betroffene aber auch zusätzlich auf die andere Quelle von Bedrohung, der Bewertung durch andere. Sie versuchen dann gleichzeitig, Anzeichen für Peinlichkeit oder Ablehnung in der Mimik und dem Verhalten von Interaktionspartnern zu entdecken, wie z. B. Stirnrunzeln, Lachen oder Sich-Abwenden.

Sowohl die exzessive Selbstaufmerksamkeit als auch die selektiv negative, außen gerichtete Aufmerksamkeit gehen zulasten der Gesamtkapazität für die Verarbeitung einer Situation. Demgegenüber bleibt wenig Aufmerksamkeitskapazität übrig für die Wahrnehmung der sozialen Aspekte, die für eine realistische Bewertung der Reaktion ermöglichen. Diese Überlastung der Aufmerksamkeit äußert sich vielfach auch als Leere im Kopf und führt zu einer Blockade in der Teilnahme an sozialen Interaktionen.

Verzerrte Vorstellungen des »sichtbaren Selbst«. Personen mit Sozialen Angststörungen konstruieren eine Vorstellung oder ein Bild von sich selbst, wie andere sie sehen (Beobachterperspektive), wobei diese Vorstellung stark verzerrt ist. Dieses Bild ist häufig visuell repräsentiert: Bei Angst vor Erröten wird z. B. ein leuchtend rotes (»knallrotes«) Gesicht mit entstellten Zügen vorgestellt, bei Schwitzen über das Gesicht strömende Schweißtropfen, bei Zittern heftige anfallsartige Zuckungen. Wie in einem Foto oder einer Videoaufnahme festgehalten, können diese bildhaften Vorstellungen aber auch einen starren oder hilflos wirkenden Gesichtsausdruck oder unangemessene linkische Bewegungen enthalten. Sie werden verstärkt durch die Wahrnehmung körperlicher Symptome, die in einer Art Rückkopplung die Überzeugung verstärken, abnorme Symptome von Anspannung zu zeigen: Erröten wird durch die Wahrnehmung von Wärme, ein unangemessener Gesichtsausdruck durch Anspannung im Gesicht signalisiert. Eine feuchte Stirn wird als Anzeichen für übermäßiges Schwitzen, Gangunsicherheit für »Torkeln«, Mundtrockenheit für ein Versagen der Stimme interpretiert.

Bildhafte Vorstellungen können sich auf das aktuelle Erscheinungsbild, aber auch auf Erinnerungen aus belastenden vergangenen Erfahrungen beziehen.

Sicherheitsverhalten. Ein besonders wichtiger Bestandteil des Modells von Clark sind die Sicherheits-Verhaltensweisen (sog. »safety behaviors«). Hierunter sind idiosynkratische kognitive und Verhaltensstrategien zu verstehen, die darauf abzielen, die Angst in den kritischen Situationen, die nicht vermieden werden können, zu reduzieren und negative Bewertungen abzuwenden (Wells et al., 1995). Prinzipiell lassen sich die vielfältigen Sicherheitsverhaltensweisen nach ihrer Funktionalität unterscheiden (s. Kasten). Analog zu Vermeidungsverhalten ist Sicherheitsverhalten problematisch, weil sie die Widerlegung unrealistischer Bewertungen verhindern und dadurch zur Aufrechterhaltung der Angst beitragen (z. B.: »Wenn ich meine Arme nicht so fest an den Körper pressen würde, würde mein Schwitzen noch unangenehmer auffallen.«). Zudem hat das

Sicherheitsverhalten häufig einen gegenteiligen Effekt auf die befürchteten Körperreaktionen: z. B. wird Schwitzen durch kühle Getränke nur noch mehr verstärkt. Sicherheitsverhaltensweisen stellen somit eine Art von Vermeidung in der Situation dar, die trotz äußerlichen Aufsuchens sozialer Situationen aufrechterhalten wird und deshalb auch bei einer klassischen Expositionsbehandlung trotz Ausbleiben einer bedrohlichen Konsequenz zum Ausbleiben einer Angstreduktion beiträgt.

Formen von Sicherheitsverhalten bei Sozialen Angststörungen

- Übermäßige Vorbereitung auf eine Situation, um eine akzeptable Leistung zu zeigen, oder Versuche zur Reduktion von Angst (z. B. durch Alkohol):
- Versuche, das Auftreten der befürchteten Körpersymptome zu verhindern (bei Angst vor Schwitzen z. B. durch Kühlen)
- Versuche, die befürchteten Symptome zu verstecken (bei Angst vor Erröten z. B. durch Tragen von Make-up)
- Versuche, negativer Bewertung vorzubeugen (z. B. Schwitzen durch Hitze zu entschuldigen)
- Versuche, das eigene Verhalten oder Wirkung auf andere zu kontrollieren (z. B. durch erhöhte Selbstaufmerksamkeit)

Belastende Erinnerungen

Sehr häufig treten bei Personen mit Sozialer Angststörung in angstauslösenden Situationen auch bildhafte Vorstellungen auf, die auf Erinnerungen an frühere reale, sozial traumatisierende Erfahrungen aus Kindheit oder Jugend zurückzuführen sind. Beispiele sind Erinnerungen an Situationen aus der Kindheit, in denen die Betroffenen als Kinder vom Lehrer vor der Klasse »heruntergemacht«, von anderen Kindern gehänselt und ausgelacht oder vom Vater als »Versager« beschimpft und gedemütigt wurden. Diese bildhaften Erinnerungen gehen mit intensiven Gefühlen von Angst und Scham einher und werden, ähnlich wie bei posttraumatischer Belastungsstörung, wie »eingefrorene« Erlebnisse wahrgenommen, die sich in der Gegenwart wiederholen. Diese Erinnerungen stimmen oft mit den wiederkehrenden Vorstellungen des »sichtbaren Selbst« überein, die Patient:innen in der aktuellen sozialen Situation in verzerrter Form visualisieren (z. B. »vor einer Gruppe zu stehen, klein und unbeholfen, wie wenn man bei einem Fehler ertappt wird, mit einem knallroten Gesicht«). Diese Bilder sind in dem assoziativen Gedächtnis als starre, unveränderliche Vorstellungen verankert und werden in aktuellen angstauslösenden Situationen leicht aktiviert.

Neben diesen zentralen aufrechterhaltenden kognitiven Verarbeitungsprozessen beschreibt das Modell von Clark und Wells zusätzlich noch einige charakteristische Denkfehler, die zur Verstärkung und Verfestigung der Überzeugung beitragen, sich zu blamieren.

Emotional reasoning (emotionales Schlussfolgern). Nach Clark kommt es dabei häufig zu einer Fehlattribution von Angstsymptomen als Beweis für eine negative Bewertung durch andere: Aufgrund der Angstgefühle oder körperlichen Erregung wird auf eine negative soziale Bewertung geschlossen (»Dass ich aufgeregt bin, beweist, dass andere mein Verhalten peinlich finden«; im Sinne von Beck handelt es sich dabei um einen Denkfehler, der als »emotionale Beweisführung« bezeichnet werden kann). Diese Fehlattribution eröffnet einen Teufelskreislauf, in dem sich eine initiale Erregung und Fehlattribution in einem positiven Feedback-Mechanismus bis hin zu Panikattacken gegenseitig immer mehr aufschaukeln können.

Fehlattribution von Körperempfindungen. Eine weitere Komponente des Modells ist die Annahme, dass sich kognitive Prozesse und Körperempfindungen gegenseitig verstärken und aufschaukeln können. Ähnlich wie bei der Panikstörung kann dieser positive Feedbackmechanismus dazu führen, dass sich die Körperempfindungen zu deutlichen Symptomen intensivieren. Die Erwartung, zu schwitzen, lenkt die Aufmerksamkeit in verstärktem Maße auf die Hautfeuchtigkeit; entsprechende Empfindungen verstärken die bildhafte Vorstellung von deutlich sichtbaren Schweißtropfen auf der Stirn, einhergehend mit einer zunehmenden Angst vor der Blamage. Die Aktivierung des sympathischen Nervensystems verstärkt wiederum die körperlichen Reaktionen, die resultierende Schweißbildung wird wiederum als Bestätigung für das Zutreffen des Vorstellungsbildes (»Der Schweiß rinnt in Strömen über das Gesicht«) bewertet, etc.

Antizipatorische Verarbeitung. Automatische Gedanken treten nicht nur *in* einer kritischen Situation auf, sondern aktivieren bereits *im Vorfeld* die Überzeugung, sich zu blamieren. Dabei machen sich Personen mit Sozialen Angststörungen bereits lange Zeit vorher große Sorgen und stellen sich ihre schlimmsten Befürchtungen detailliert vor, teilweise auch gestützt auf Erinnerungen an frühere »Traumata«. Die antizipatorische Angst führt dazu, dass die Personen vorbereitende Sicherheitsverhalten ergreifen (z. B. Beruhigungsmittel nehmen, Handlungen einüben etc.) oder die Situation ganz vermeiden. Wenn sie doch in die Situation eintreten, ist ihre Aufmerksamkeit bereits ganz auf sich selbst und auf mögliche Anzeichen für negative Bewertung konzentriert, und die subjektive Evidenz, dass eine Blamage eintreten wird, geht in 100-prozentige Gewissheit über.

Nachträgliche Verarbeitung (»post-mortem«). Auch *nach* der kritischen Situation treten intensive negative automatische Gedanken auf, die zur Aufrechterhaltung der sozialphobischen Überzeugung beitragen. Nachträglich wird das Ereignis noch einmal überprüft, und da die meisten sozialen Interaktionen keine eindeutigen Hinweise auf die Bewertung des sozialen Erscheinungsbildes liefern, greift die Person auf die »Eindrücke«, d. h. Gefühle, Vorstellungen und Körperempfindungen zurück, die intensiv im Gedächtnis haften geblieben sind. Somit wird die Rekonstruktion der Situation durch die subjektive Wahrnehmung in negativer Weise nachträglich verzerrt. Zudem wird die Situation mit früheren Erfahrungen verglichen und dabei Details selektiv umbewertet, sodass das aktuelle Erlebnis »in das Schema passt«. Es wird als weitere Bestätigung einer ganzen Abfolge von vorangegangenen Erfahrungen bewertet und verfestigt die Überzeugung, sich unangemessen verhalten zu haben.

Empirische Absicherung. Die Kernaussagen dieses Modell konnten in einer Reihe von empirischen Studien an Patienten mit Sozialer Angststörung oder Personen mit ausgeprägten sozialen Ängsten bestätigt werden:

- **Negative Interpretation sozialer Situationen:** Patienten mit Sozialen Angststörungen, denen Beschreibungen von vieldeutigen sozialen und nichtsozialen Ereignissen gegeben werden, wählen häufiger negative und deutlich seltener positive Interpretationen der vorgegebenen Situationen aus als Kontrollpersonen (Amir et al., 2012). Diese Tendenz zur Fehlinterpretation ist im hohen Maße von den nachfolgend beschriebenen Fehlern in der Informationsverarbeitung von Personen mit Sozialer Angststörung zurückzuführen.
- **Selbstaufmerksamkeit:** Personen mit hoher sozialer Angst zeigen in Interaktionssituationen eine höhere selbstfokussierte Aufmerksamkeit als Kontrollpersonen (Pineles & Mineka, 2005; Meral & Vriends, 2021). Dabei ist die erhöhte Selbstaufmerksamkeit auch mit der Fokussierung auf Körpersymptome verbunden (Nanamori et al., 2023). In manchen Studien fanden sich allerdings auch eine erhöhte außen gerichtete Aufmerksamkeit (Stevens et al., 2014). Dies könnte darauf zurückzuführen sein, dass zwei Formen bedrohungsbezogener Aufmerksamkeitszuwendung aktiviert werden können: sowohl eine selektiv negative *externale* Aufmerksamkeit für Abwertung durch andere Personen als auch eine hohe internale Aufmerksamkeit auf die vermeintlich peinliche Angst bzw. damit verbundene körperliche Symptome.
- **Verzerrte Visualisierung des Selbst:** Patienten mit Sozialen Angststörungen erleben in angstauslösenden Situationen deutlich mehr negative, aus der Beobachterperspektive gesehene Bilder des Selbst als Kontrollpersonen (Hackmann et al., 1998). Zudem konnte eine kausale Rolle von negativen bildhaften Vorstellungen des Selbst in der Auslösung sozialer Angst nachgewiesen werden: Experimentell induzierte negative Bilder lösen auch bei Personen ohne Soziale Angststörung eine erhöhte Angst vor negativer Bewertung aus (Makkar & Grisham, 2011; Lee et al., 2019).
- **Autobiographische Erinnerungen an belastende Erfahrungen:** Zusätzlich zu der Vorstellung des Selbst werden bei Sozialer Angststörung auch häufiger spontane Bilder von früheren Erlebnissen ausgelöst, die mit Kritik, Erniedrigung oder Hänseleien verbunden waren (Hackmann et al., 2000; Wild et al., 2007). Auch hinsichtlich dieser Komponente des Modells konnte eine kausale Beziehung zu sozialer Angst festgestellt werden: Werden bei sozial ängstlichen Personen negative Erinnerungen induziert, löst dies verstärkt Angst vor negativer Bewertung aus (Stopa & Jenkins, 2007). Personen mit Sozialer Angststörung haben eine *selektiv stärkere Erinnerung* für bedrohliche und hoch emotionale autobiografische Erinnerungen, und diese beeinflussen in massiver Weise die aktuelle Selbstwahrnehmung (Morgan, 2010).
- **Fehlattribution von Körperempfindungen:** Eine Reihe von Studien belegen, dass sozial ängstliche Menschen zwar subjektiv mehr körperliche Anspannung berichten, objektiv sich jedoch nicht in dem Ausmaß physiologischer Aktivierung von niedrig ängstlichen Personen unterscheiden (Mauss et al., 2004; Stangier et al., 2006). Gleichzeitig ist ihre Aufmerksamkeit während sozialer Interaktionen auf physiologische Symptome von Anspannung ausgerichtet, und diese Informationen werden als Beleg für

ein negatives Erscheinungsbild fehlattribuiert (Wild et al., 2008). So schätzen Sozialängstliche nach einer Unterhaltung mit einem Gesprächspartner die Sichtbarkeit von Angstsymptomen höher ein, als sie ein unabhängiger Beobachter wahrnimmt (Mellings & Alden, 2000), und diese Fehleinschätzung war umso größer, je höher die Selbstaufmerksamkeit während der Interaktion war. Je stärker sozial ängstliche Personen während einer Rede Körperempfindungen wahrnahmen, umso mehr überschätzten sie anschließend negative Aspekte der Erscheinung (z. B. ängstlich oder ungeschickt wirken) (Mansell & Clark, 1999).

- **Sicherheitsverhalten:** Sozialängstliche Personen benutzen in Interaktionssituationen mehr Sicherheitsverhaltensweisen (Alden & Beiling, 1998) und diese werden von anderen Personen als Einschränkung des Sozialverhaltens wahrgenommen (Stangier et al., 2006; Rowa et al., 2015) Darüber führt Sicherheitsverhalten zu einer Steigerung der Angst, eine negativere Selbsteinschätzung nach einer Interaktionssituation und trägt zur Aufrechterhaltung der Angst bei (McManus et al., 2009; Piccirillo et al., 2016).
- **Antizipatorische und nachträgliche Verarbeitung**: Repetitives Nachdenken über die negative Wirkung auf andere Personen vor oder nach Interaktionssituationen stellt einen wichtigen Faktor für die Aufrechterhaltung sozialer Angststörung dar (Wong et al., 2019). Einen Tag nach einer Unterhaltung denken sozial-ängstliche Personen mehr über ihre Wirkung auf den Gesprächspartner nach und erinnern sich auch selektiv stärker an negative, selbstbezogene Aspekte in der Unterhaltung als nichtängstliche Personen (Mellings & Alden, 2000). Dabei hängt die nachträgliche Verarbeitung eng mit dem zuvor gezeigten Sicherheitsverhalten zusammen: durch die Analyse und negative Umbewertung der Wirkung von Sicherheitsverhalten wird die soziale Angst und die zukünftige Verwendung von Sicherheitsverhalten verstärkt (Kim et al., 2022).

Das Modell von Clark und Wells ist gegenwärtig somit das am besten evaluierte Konzept zur Erklärung von Sozialer Angststörung und stellt eine Grundlage für das in diesem Manual beschriebene Therapiekonzept dar.

2.6 Netzwerkmodelle

Netzwerkmodelle stellen einen neuen Ansatz der Erklärung von psychischen Störungen dar, der sich von einem medizinischen Krankheitsmodell psychischer Störungen abhebt und individuelle Faktoren in den Vordergrund rückt (Borsboom, 2017). Im Zentrum des Verständnisses dieses Modells steht die Auffassung, dass die »Ursache« psychischen Leidens nicht auf latente »Krankheiten« (z. B. »Soziale Angststörung«) zurückzuführen ist, sondern auf sich gegenseitig beeinflussende maladaptive psychologische Prozesse innerhalb eines dynamischen Netzwerks (s. Abbildung 2.3). Durch diese sich gegenseitig verstärkenden und aufrechterhaltenden maladaptiven Prozesse bildet sich ein stabiles, unflexibles Netzwerk von Symptomen, das in Bezug auf die spezifischen Kontextbedingungen (»Situationen«) keine flexible Anpassung an Lebensanforderungen ermöglicht und zu psychischen Problemen führt. Symptom-Netzwerke stellen nicht individuelle Varianten eines Syndroms dar, die auf eine gemeinsame Ätiologie zurückgeführt werden, sondern individuell verursachte Muster, die zwar durch gemeinsame Leitsymptome wie z. B. soziale Ängste charakterisiert werden können, aber nicht einer Krankheitsentität angehören.

Abbildung 2.3 gibt ein solches theoretisches Netzwerkmodell wieder. Zu berücksichtigen ist, dass hier von potenziell gerichteten Netzwerkverbindungen ausgegangen wird, symbolisiert durch Pfeile (in einem Querschnittsnetzwerk wären die Verbindungen nicht gerichtet).

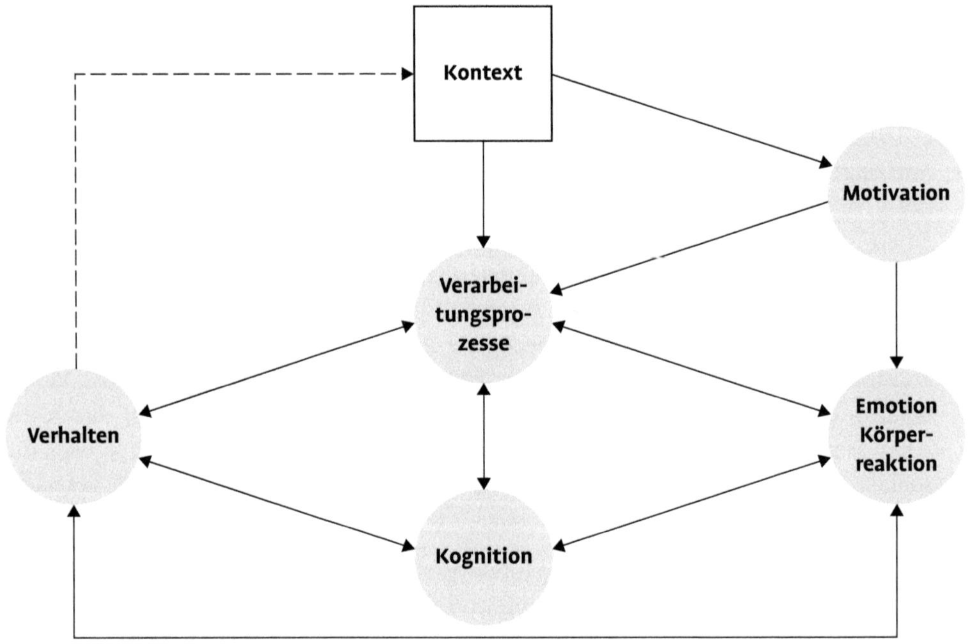

Abbildung 2.3 Netzwerkmodell psychischer Störungen

Netzwerkmodelle werden als ein System von Elementen (»Knoten«) definiert, die durch funktionale Verbindungen (»Kanten«) miteinander verbunden sind (McNally, 2021). Die Elemente eines Systems können in Bezug auf die Anzahl und Stärke der Verbindungen (»Konnektivität«) mehr oder weniger stark miteinander verbunden sein. Elemente mit vielen starken Verbindungen weisen eine hohe »Zentralität« auf.

Man unterscheidet Querschnittsnetzwerke und longitudinale Netzwerke. Wenn Variablen gleichzeitig betrachtet werden, können keine Verursachungsmechanismen erfasst werden, sondern nur Assoziation von Symptomen im Sinne ungerichteter Verbindungen. In dynamischen Netzwerkanalysen hingegen können durch wiederholte Messungen, wie z. B. durch ecological momentary assessment (EMA) mit 100 oder mehr Messzeitpunkten, gerichtete Beziehungen und damit auch kausale Beziehungen im

Sinne des Einflusses eines Elements auf ein anderes identifiziert werden. Hat ein Element besonders viele ausgehende Verbindungen, dann weist es eine hohe »outstrength centrality« auf und übt einen starken Einfluss auf andere Elemente aus.

Wie unterscheidet sich ein solches dynamisches Netzwerkmodell von einem kognitiven Modell? Während das kognitive Modell von einem allgemeingültigen, nomothetisch festgelegten Modell ausgeht, gehen Netzwerkmodelle von sehr unterschiedlichen individuellen, idiosynkratischen Wechselwirkungen der Knoten aus, die durch eine dynamische Netzwerkanalyse von Alltagsdaten überprüft wird (s. z. B. Abb. 3.1a, angelehnt an den in Abb. 2.1 vorgestellten Fall). Ein durch Exploration abgeleitetes hypothetische Netzwerk wird also empirisch überprüft, etwa indem die Aktivierung der Komponenten (»Knoten«) regelmäßig von dem Patienten in einer Smartphone-App in Alltagssituationen eingeschätzt wird (z. B. die Ausprägung von Selbstaufmerksamkeit oder des Gedankens auf einer Skala von 0–100). Mit Hilfe von dynamischen Netzwerkanalysen könnte dann ein empirisches Modell berechnet werden, das Auskunft gibt über die Verbindungen (»Kanten«).

In den letzten Jahren sind auch bereits erste Studien durchgeführt worden, um Netzwerkmodelle bei Sozialer Angststörung zu untersuchen.

Zum einen wurde der Frage nachgegangen, ob sich aus den Netzwerken von Personen mit Sozialer Angststörung Hinweise ergeben, welche Modellkomponenten zentrale Knoten darstellen. In einer Studie mit Querschnittsnetzwerken (Heeren & McNally, 2016) wurden nicht nur selbst- und fremdbeurteilte Symptome, sondern auch experimentell erfasste kognitive Verarbeitungsprozesse erfasst. Dabei zeigte sich, dass neben Angst und Vermeidung selektive Aufmerksamkeit einen zentralen Knoten darstellt. Zu berücksichtigen ist, dass dieses Ergebnis durch gruppenstatistische Analysen ermittelt wurde; für den individuellen Fall bedeutet dies jedoch, dass selektive Aufmerksamkeit nur mit einer erhöhten Wahrscheinlichkeit, nicht jedoch mit Sicherheit die höchste Zentralität aufweisen könnte. Nur die empirische Untersuchung durch EMA und dynamischen Netzwerkanalysen ließe sich dies auch bestätigen.

Angesichts der hohen Komorbidität von Sozialer Angststörung können Netzwerkanalysen auch darüber Aufschluss geben, welche Symptome ein funktionales Bindeglied (»Brückensymptom«) darstellen. Netzwerkanalysen zeigen, dass Interessenverlust, Anhedonie und Suizidgedanken (Heeren et al., 2018) sowie Einsamkeitsgefühle (Piccirillo & Rodebaugh, 2022) und Wertlosigkeit (Langer et al., 2019) eine Verbindung von Sozialer Angststörung zu komorbider Depression herstellen.

Ein dritter Anwendungsbereich ist die Nutzung der Informationen aus Netzwerkanalysen für die Therapieplanung. Querschnitts-Netzwerkanalysen sind allerdings nicht geeignet, die durch therapeutische Interventionen hervorgerufenen dynamischen Veränderungen zu erfassen (Robinaugh et al., 2020). Bislang gibt es jedoch nur wenige Studien mit längsschnittlichen, dynamischen Netzwerkanalysen. So konnten Hoffart und Johnson (2020) zeigen, dass Compliance mit Hausaufgaben und soziales Funktionsniveau zentrale Knoten in dynamischen Netzwerken darstellten. Allerdings fehlen bislang noch Studien, in denen gezielt Modellkomponenten aus individuellen Problemanalysen einbezogen werden, um Informationen für die Herleitung von therapeutischen Interventionen abzuleiten. In Abschn. 3.4 wird auf diese wichtige Rolle von Netzwerkanalysen für die individuelle Therapieplanung eingegangen.

2.7 Zusammenfassung

Die beschriebenen Theorien beziehen sich auf eine große Bandbreite einzelner Faktoren, die bezüglich der zeitlichen und funktionalen Beziehung in dispositionale (bzw. Vulnerabilität), auslösende sowie aufrechterhaltende Faktoren unterschieden werden können.

- Zu den dispositionalen Faktoren sind früh erworbene psychologische und biologische Vulnerabilitäten zu zählen, die das Risiko für das Auftreten einer sozialen Angststörung erhöhen.
- Auslösende Faktoren wiederum sind solche lebensgeschichtlichen Ereignisse, die zum erstmaligen Auftreten der Störung beitragen.
- Aufrechterhaltende Faktoren schließlich sind die aktuell wirksamen Bedingungen, die zur Verstetigung und Chronifizierung der Problematik beitragen.

Abbildung 2.4 fasst zusammen, wie die in den vorangegangenen Kapiteln beschriebenen Erklärungsmodelle pathogenetisch eingeordnet werden könnten.

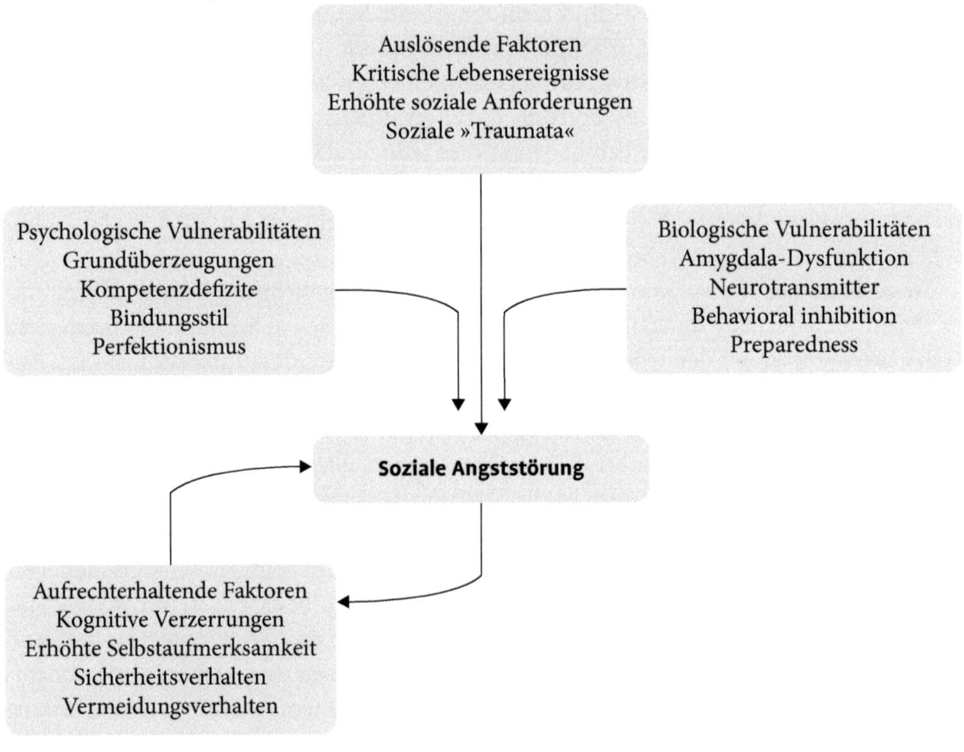

Abbildung 2.4 Vulnerabilitätsmodell der Sozialen Angststörung

Die wissenschaftlichen Evidenzen für die Erklärungsmodelle sind jedoch sehr unterschiedlich. Die bislang am besten belegte Theorie zur Erklärung der Aufrechterhaltung Sozialer Angststörungen stellt das kognitive Modell von Clark und Wells dar. Durch die Verwendung experimenteller Methoden konnten zentrale theoretische Annahmen bestätigt werden. Zudem hat dieses Modell wichtige Anregungen zur Weiterentwicklung von störungsspezifischen Behandlungsmethoden gegeben.

Ebenfalls auf die aufrechterhaltenden Faktoren bezieht sich die Netzwerktheorie. Sie stellt darüber hinaus auch einen vielversprechenden Ansatz dar, im individuellen Fall Kausalitäten empirisch zu erfassen, indem mögliche relevante Dimensionen im Lebensalltag längsschnittlich erfasst und deren Einflussnahme und Wechselwirkungen in dynamischen Netzwerkanalysen identifiziert werden können.

3 Diagnostik

Soziale Ängste sind so verbreitet, dass es zunächst notwendig ist, klinisch relevante und behandlungsbedürftige Störungen von alltäglichen »unterschwelligen« Ängsten und Schüchternheit abzugrenzen. Darüber hinaus ergeben sich angesichts der berichteten hohen Komorbiditätsraten (s. Abschn. 1.2) häufig Abgrenzungsprobleme zu anderen psychischen Störungen, etwa im Hinblick auf die Frage, ob soziale Ängste die eigenständige Diagnose einer Sozialen Angststörung rechtfertigen oder ausschließlich im Rahmen einer anderen Störung (z. B. einer depressiven Episode) auftreten.

Aus Sicht der kognitiv-verhaltenstherapeutischen Behandlung kommt die größte Bedeutung der funktionalen Bedingungsanalyse bzw. der Fallkonzeption zu: Aufgabe dieses Analyseschrittes ist es, ggf. bestehende funktionale Zusammenhänge zwischen gleichzeitig bestehenden Störungen explizit zu machen und das therapeutische Handeln darauf abzustimmen (z. B. sekundäre Depression aufgrund zunehmender Isolation aufgrund sozialer Vermeidung; Alkoholmissbrauch zur Bewältigung der Sozialen Angststörung).

Zusätzlich zu einer rein klassifikatorischen Diagnostik und symptomspezifischen Fragebögen können relevante Informationen durch Verhaltensbeobachtung in diagnostischen Rollenspielen erhoben werden. Da im Zentrum der Sozialen Angststörung Befürchtungen gegenüber anderen Menschen stehen, ist die Erfassung dysfunktionaler Kognitionen von großer Bedeutung. Während in der klinischen Forschung ausschließlich standardisierte Fragebogen zum Einsatz kommen, gibt es im Rahmen der therapiebezogenen Diagnostik eine Reihe von zusätzlichen Möglichkeiten, relevante Dimensionen konkreter zu erfassen.

3.1 Diagnosestellung und Differentialdiagnostik

Die Diagnose einer Sozialen Angststörung wird in der Regel nach DSM-5 oder ICD-11 gestellt. Aufgrund der relativen Komplexität der diagnostischen Kriterien bietet sich ein strukturiertes bzw. standardisiertes Vorgehen in jedem Fall an. DSM-IV-Diagnosen lassen sich mittels des »Strukturiertes Klinisches Interview für DSM-5®-Störungen – Klinische Version« (SCID-5-CV; Beesdo-Baum et al., 2019a) stellen. In vergleichbarer Art erfasst das »Diagnostische Interview für psychische Störungen« (DIPS Open Access; Margraf et al., 2019) die für die Diagnosestellung notwendigen Informationen. Im Gegensatz zum SCID-IV werden im DIPS über die reine Diagnosestellung hinausgehende Informationen erhoben, die in der Therapieplanung bzw. Indikationsstellung berücksichtigt werden können. **AB 1** enthält eine Checkliste mit den diagnostischen Kriterien und eine Liste von Problemsituationen. Zur Diagnosestellung muss jedoch zusätzlich auch eine eigenständige, von den Aussagen der Patientin unabhängige, Einschätzung der psychosozialen Beeinträchtigung und des Leidensdrucks vorgenommen werden. **AB 2** enthält einen Beurteilungsbogen zur klinischen Einschätzung der psychosozialen Beeinträchtigung durch die Störung.

Sowohl DSM-5 als auch ICD-11 erlauben die Vergabe mehrerer Diagnosen bei denselben Patienten. Aufgrund des häufigen Vorliegens von Persönlichkeitsstörungen bei Patienten mit Sozialer Angststörung (s. Abschn. 1.2) und der möglichen Implikationen für die Therapieplanung (s. u.) kann zusätzlich auch das »Strukturiertes Klinisches Interview für DSM-5® – Persönlichkeitsstörungen« (Beesdo-Baum et al., 2019b) durchgeführt werden.

Differentialdiagnostisch sind vor allem die in Tabelle 3.1 aufgeführtenStörungsbilder abzugrenzen.

Tabelle 3.1 Differentialdiagnostische Abgrenzung Sozialer Angststörungen von anderen psychischen Störungen (nach Fydrich, 2002)

Differentialdiagnosen	Ähnliche Merkmale	Unterschiede zu Sozialen Angststörungen
Depressive Störungen	sozialer Rückzug / Vermeidung	Energieverlust, dysphorische Stimmung, Anhedonie
Panikstörung	intensive Angst	Bewertung von Körpersymptomen als vital bedrohlich
Agoraphobie	Vermeidung u. a. von sozialen Situationen	Vermeidung von Hilflosigkeit
Generalisierte Angststörung	Sorgen über soziale Situationen	antizipierte Katastrophen nicht (nur) sozial bedrohlich
Zwangsstörung	Vermeidung u. a. von sozialen Situationen; Schamgefühle	Vermeidung von Kontamination / Kontrollverlust; Scham wegen obszöner Zwangsgedanken
Körperdysmorphe Störung	Vermeidung u. a. von sozialen Situationen; Schamgefühle	Überzeugung von entstelltem Aussehen

Tabelle 3.1 (Fortsetzung)

Differentialdiagnosen	Ähnliche Merkmale	Unterschiede zu Sozialen Angststörungen
Psychotische Störungen	sozialer Rückzug / Vermeidung	Interessenverlust, Wahn
Körperlichen Störungen (z. B. M. Parkinson)	soziale Angst / Rückzug / Vermeidung	teilweise begründete Angst vor negativer Bewertung

Depressive Störungen. Sowohl im Rahmen von depressiven Episoden als auch bei Dysthymen Störungen treten häufig soziale Ängste und sozialer Rückzug auf: Die Patienten meiden Sozialkontakte sowohl wegen der störungsimmanenten Antriebs- und Hoffnungslosigkeit als auch wegen spezifischer sozialer. Keine zusätzliche Diagnose einer Sozialen Angststörung ist zu stellen, wenn die sozialen Ängste lediglich im zeitlichen Rahmen der depressiven Episode vorhanden sind und nach Remission der Depression ebenfalls abklingen. Im Gegensatz dazu sind sowohl eine depressive Episode als auch eine Soziale Angststörung zu diagnostizieren, wenn vor Auftreten bzw. nach Abklingen der depressiven Episode ausgeprägte soziale Ängste bestehen.

Panikstörung. Die Abgrenzung von der Panikstörung mit und ohne Agoraphobie kann im Einzelfall schwierig sein, da auch im Rahmen einer Sozialen Angststörung situationsspezifische Panikattacken auftreten können. Primäres differentialdiagnostisches Merkmal ist die zentrale Befürchtung des Patienten während eines Anfalles: Beziehen sich die Befürchtungen bei Sozialer Angststörung meist darauf, sich zu blamieren oder von anderen Menschen negativ bewertet zu werden, fürchten Patienten mit Panikstörung in der Regel, dass eine körperliche (z. B. Herzinfarkt) oder psychische Katastrophe (Kontrollverlust) einsetzt. Neben den Inhalten der Befürchtungen sind auch die begleitenden körperlichen Angstsymptome unterschiedlich (s. Tab. 3.1). Darüber hinaus werden sowohl bei der Agoraphobie als auch bei Sozialer Angststörung Situationen vermieden, in denen viele Menschen anwesend sind, jedoch aus unterschiedlichen Gründen. Entscheidend ist auch hier eine genaue Exploration der Befürchtung: Bei Agoraphobie beziehen sich die Ängste auf eine Hilflosigkeit, bei Sozialen Angststörungen auf Blamage und Peinlichkeit.

Generalisierten Angststörung. Die Befürchtungen im Rahmen der generalisierten Angststörung drehen sich nicht ausschließlich um soziale Situationen, sondern umfassen ein breiteres Spektrum an Angstinhalten wie z. B. die finanzielle Situation oder Gesundheit. Abgrenzungsprobleme können sich jedoch ergeben, wenn die Ängste sich schwerpunktmäßig um soziale Situationen drehen. Bestimmte Körpersymptome wie Schlafstörungen, Kopfschmerzen und auch Todesangst treten häufiger bei generalisierter Angststörung auf, während Schwitzen, Erröten und Atemprobleme charakteristisch für Soziale Angststörungen sind (Reich et al., 1988).

Zwangsstörung. Zwangsrituale können gelegentlich nach außen wie soziophobische Symptome aussehen (z. B. merkwürdig wirkende soziale Verhaltensweisen). Darüber hinaus gehen Zwangsstörungen häufig mit Schamgefühlen und Rückzug einher. Eine Abgrenzung ist durch Exploration der Kognitionen möglich.

Körperdysmorphe Störung. Im Gegensatz zu Patienten mit Sozialer Angststörung wird die Vermeidung von Patienten mit körperdysmorpher Störung durch eine eingebildete Hässlichkeit motiviert.

Psychotische Störungen. Im Rahmen psychotischer Prodrome kommt es regelhaft zu einem ausgeprägten sozialen Rückzug, der in Einzelfällen stark ängstlich gefärbt sein kann. Im Zentrum der Ängste stehen meist Beeinträchtigungserlebnisse unter sozialer oder Umgebungsbelastung («Unübersichtlichkeit« der Situation, z. B. U-Bahnstation bei Filterdefizit), die sekundär zum Rückzug führen.

Psychische Störungen auf der Basis eines allgemeinen medizinischen Krankheitsfaktors («organische« Störungen). Eine Vielzahl körperlicher Erkrankungen (z. B. Morbus Parkinson) können mit sozialen Ängsten und anderen Angstsymptomen einhergehen. Deshalb ist es notwendig, körperliche Faktoren ggf. auszuschließen. Tabelle 3.2 zeigt die häufigsten organischen Ursachen einer Angststörung.

Tabelle 3.2 Organische Ursachen für Angststörungen, die mit Angstsymptomen einhergehen können (nach Berger, 1999; S. 336)

Neurologische Erkrankungen	Internistische Erkrankungen
▶ Temporallappenepilepsie ▶ Hirninfarkt ▶ Subarachnoidalblutung ▶ Hirntrauma ▶ Hirntumor ▶ Encephalomyelitis disseminata ▶ Migräne ▶ Morbus Parkinson	▶ Thyreotoxikose ▶ Phäochromocytom ▶ Hypoglykämie ▶ Herzfehler (evtl. Mitralklappenprolaps, intermittierende Rhythmusstörungen)

Substanzinduzierte Angststörungen. Eine Vielzahl psychotroper aber auch anderer Medikamente können zum Auftreten von Angstsymptomen führen. Deshalb ist es dringend indiziert, die Einnahme bzw. die Unterbrechung der Einnahme sowohl von ärztlich verordneten Substanzen als auch von illegalen Drogen exakt zu erfassen.

Substanzmissbrauch und -abhängigkeit. Substanzbezogene Störungen gehören zu den häufigsten komorbiden Störungen bei sozialer Angst, wobei in den meisten Fällen die soziale Angst dem Substanzmissbrauch (meist Alkohol) bzw. der Abhängigkeit vorauszugehen scheint. Häufig werden z. B. Alkohol oder Benzodiazepine eingesetzt, um soziale Ängste zu dämpfen («Trinken wegen sozialer Angst«, s. Wagner et al., 2004). Wenn die substanzbezogene Problematik hinreichend ausgeprägt ist, sollte die entsprechende Diagnose zusätzlich gestellt werden. Im Gegensatz dazu ist in Fällen, bei denen lediglich in Bezug auf die Substanzabhängigkeit spezifische Ängste bestehen («Soziale Angst wegen Trinken«, Wagner et al., 2004; z. B. ein Patient mit Alkoholabhängigkeit der fürchtet, Kollegen oder andere Menschen könnten sein morgendliches Zittern sehen) nicht die zusätzliche Diagnose einer Sozialen Angststörung zu stellen.

Info • Substanzen, die mit Angstsymptomen einhergehen können (nach Berger, 1999; S. 336)

Medikamente / Drogen (Beispiele):

- Thyroxin
- Koffein
- Amphetamin
- Kokain
- Alkohol
- Alkohol- und Drogenentzug

3.2 Psychometrische Diagnostik und Therapieevaluation

Soziale Ängste spielen in verschiedenen persönlichkeitspsychologischen Konstrukten eine herausragende Rolle. Die meisten dieser Ansätze erfassen soziale Ängste jedoch nicht im Sinn einer klinischen Störung. Auch die Instrumente zur Erfassung von sozialen Kompetenzen entwickelten sind nicht für den Einsatz bei Sozialen Angststörungen geeignet. In den letzten Jahren haben sich in der Forschung vor allem vor allem zwei Instrumente als Standard für die spezifische Erfassung von sozialen Angststörungen durchgesetzt, die auch für den Einsatz als Screening-Instrument und zur Bestimmung des Schweregrads gut geeignet sind:

(1) Liebowitz Social Phobia Scale (LSAS; Liebowitz, 1987; deutsch: Consbruch et al., 2016): Diese Fremdbeurteilungsskala ermöglicht die Einschätzung von Angst und Vermeidung in häufigen Problemsituationen. Für 24 Situationen wird getrennt die Intensität sozialer Angst und die Häufigkeit von Vermeidung der Situation erfragt. Zusätzlich zu getrennten Subskalen für Angst und Vermeidung ist auch eine Unterscheidung von Leistungs- und Sozialangst möglich.

(2) Das Social Phobia Inventory (SPIN; Connor et al., 2000; deutsch: Consbruch et al., 2016) stellt ein kurzes, 17 Item umfassendes Screening-Instrument dar, um soziale Angst, Vermeidung und physiologische Aspekte der Sozialen Angststörung zu erfassen.

Für beide Instrumente liegen Gütekriterien und Cut-off-Werte vor (Testmanual: Consbruch et al., 2016). Zu berücksichtigen ist, dass dimensional konstruierte Instrumente prinzipiell lediglich die Erfassung des Schweregrades, nicht jedoch die Feststellung der Kriterien für eine Diagnose ermöglichen. Durch Vergleich mit Cutoff-Werten kann gleichwohl eine Verdachtsdiagnose bestätigt werden. Die LSAS bietet zudem wertvolle

Informationen für die Therapieplanung, da sie zur Identifikation von Problemsituationen beiträgt.

Sowohl SPIN als auch LSAS haben sich in einer Vielzahl empirischer Studien (s. Kap. 4) als änderungssensitiv erwiesen und eignen sich somit hervorragend als Instrumente zur Therapieevaluation mit Vorher-nachher-Vergleich. Zur LSAS existieren empirisch abgesicherte Kriterien für das Ansprechen (»response«) auf Therapie und Remission: Danach ist eine Reduktion von mind. 29 % als Kriterium für das Ansprechen auf die Therapie und ein Wert von weniger als 30 als Remission anzusehen. Zusätzlich kann auch der Beurteilungsbogen zur Einschätzung einer klinisch bedeutsamen Beeinträchtigung bzw. Veränderung (s. **AB 2**) verwendet werden. Ein Ansprechen auf die Therapie ist bei einer mittelgradigen oder deutlichen Verbesserung, eine Remission durch eine klinische Beeinträchtigung von »minimal beeinträchtigt« oder weniger gegeben.

3.3 Fragebögen zu kognitiven Modellkomponenten

Für die Therapieplanung ist die Erfassung wichtiger Komponenten des kognitiven Modells der Sozialen Angststörung (Clark und Wells, 1995) hilfreich. Die Arbeitsgruppe von Clark und Wells hat hierzu Fragebögen entwickelt, die im Anhang enthalten sind.

Der Fragebogen zu sozialphobischen Kognitionen (SPK; Originalversion »social cognitions questionnaire« von Wells et al., 1993; **AB 6**) ermöglicht die Erfassung häufig auftretender automatischer Gedanken in sozialen Situationen. Es empfiehlt sich, den Fragebogen im Laufe der Therapie mehrfach (evtl. sogar vor oder nach jeder Sitzung) einzusetzen. Die Items werden sowohl hinsichtlich der Häufigkeit als auch dem Grad der Überzeugung bezüglich des Inhalts beurteilt. Die Einschätzung der Häufigkeit erfolgt auf einer fünfstufigen Skala (von »nie« bis »immer«). Die Beurteilung, wie überzeugt sie davon sind, dass der Gedanke zutreffend ist, wird in Prozent angegeben. Die Item-Inhalte lassen sich drei Faktoren zuordnen (Stangier et al., 2003a): Negatives Selbst (z. B. »Ich bin unzulänglich«), Angst vor Leistungsversagen (z. B. «Ich werde Dinge fallen lassen oder verschütten«) und Angst vor Auftreten sichtbarer Körpersymptome (z. B. «Ich werde schwitzen«). Hinweise zur Auswertung des SPK finden sich auf **AB 9**.

Der Fragebogen zu sozialphobischem Verhalten (SPV; orig.: Social behaviour questionnaire; Clark, 1995; s. **AB 7**) erfasst häufige Sicherheitsverhaltensweisen. Die Einschätzung der Items erfolgt auf vierstufigen Skalen (von nie bis immer). Die Items lassen sich vier Bereichen zuordnen (Stangier et al., 2003b): Selbstkontrolle (z. B. »Ich zensiere, was ich gerade sagen will«), Maskierung (z. B. «Ich wähle Kleidung, die Schwitzen verhindert oder versteckt«), Vermeidung von Aufmerksamkeit (z. B. »Ich bewege mich so wenig wie möglich«) und kognitive Vermeidung (z. B. »Ich trete geistig weg oder schalte ab«). Hinweise zur Auswertung des SPV werden in **AB 9** gegeben.

Der Fragebogen sozialphobischer Einstellungen (SPE; orig.: social attitudes questionnaire; Clark, 1995; s. **AB 8**) erfasst konditionale und unkonditionale Annahmen, von denen angenommen wird, dass sie zur Ausbildung einer Sozialen Angststörung prädestinieren. Die 32 Items des SPE werden auf einer siebenstufigen Skala eingeschätzt (von überhaupt nicht zutreffend bis vollständig zutreffend). Darüber hinaus lassen sich die Items mehreren Subskalen zuordnen (Stangier et al., 2003c): negatives Selbstbild (z. B. »Ich bin absonderlich«), Erwartung sozialer Inadäquatheit («Wenn andere merken, dass ich ängstlich bin, werden sie mich kränken«) und überhöhte soziale Leistungsstandards (z. B. »Ich muss alle Dinge richtig machen, um akzeptiert zu werden«). Hinweise zur Auswertung des SPE finden sich auf **AB 9**.

Zu den drei Fragebögen wurden keine Cut-off-Werte ermittelt, da für eine Normierung die Abgrenzung von einer nichtklinischen Vergleichsgruppe notwendig wäre, was angesichts des engen Bezugs zum Clark und Wells-Modell und der Sozialen Angststörung nicht sinnvoll erscheint. Insbesondere die Inhalte von SPK und SPV haben zudem einen hochgradig idiosynkratischen Charakter, und im Rahmen der Therapie ist die Verwendung von Einzelitems sinnvoller als Skalen. Im begrenzten Maß können zum Vergleich Mittelwerte und Standardabweichungen von Stichproben mit Patient:innen mit Sozialer Angststörung verwendet werden.

3.4 Hochfrequente Netzwerk- und Verlaufsdiagnostik

Dynamische Netzwerkanalysen können eine Möglichkeit darstellen, das idiosynkratische Netzwerk mit dem zentralen Knoten bei einer individuellen Patientin zu erfassen (s. Abschn. 2.6). Allerdings sind hierzu viele Messungen notwendig (ca. 50–100 Messzeitpunkte), weshalb man in der Regel ambulatorisches Assessment (ecological momentary assessment, EMA) mit Hilfe von smartphone-basierten Apps einsetzt. Der Vorteil dieses Ansatzes ist, dass auf diese Weise ein Abbild der tatsächlichen Wechselwirkungen von Modellkomponenten im Alltag erfasst werden können. Hierdurch können Informationen gesammelt werden, die für die Ableitung von Interventionen (s. Abschn. 4.1.3) hilfreich sein können.

Abbildungen 3.1a und 3.1b veranschaulichen anhand eines individuellen Falls (s. Abb. 2.2) wie ein hypothetisches Modell auf der Grundlage von EMA-Daten dann in ein empirisches Modell (s. Abb. 3.1b) überführt werden kann, in dem dann lediglich die statistisch bedeutsamen Verbindungen (»Kanten«) der Modellkomponenten (»Knoten«) dargestellt sind. Durch die Berechnung der Stärke ausgehender Verbindungen (»outstrengths«) wird ermittelt, welcher »Knoten« den größten Einfluss auf die anderen hat. In Abbildung 3.1b ist z. B. die Selbstaufmerksamkeit der Knoten mit der höchsten ausgehenden Zentralität, da dieser Knoten mehr ausgehende Verbindungen zu anderen hat als die anderen Komponenten des Modells.

Die technischen Voraussetzungen für die Datensammlung werden durch eine netzwerkfähige App (Vacay PBT-Status App ©) hergestellt, die im Rahmen einer aktuell laufenden Studie (Stangier et al., 2024) entwickelt wurde. Diese ermöglicht es, aus einem hypothetischen, auf der Exploration von Problemsituationen abgeleiteten Modell Fragen zu formulieren, die in die individuelle Programmierung der App eingehen. Auf diese Weise können die relevanten Modelldimensionen einer Patientin erfasst und mithilfe einer dynamischen Netzwerkanalyse, die durch die App in automatisierter Form durchgeführt wird, ausgewertet werden.

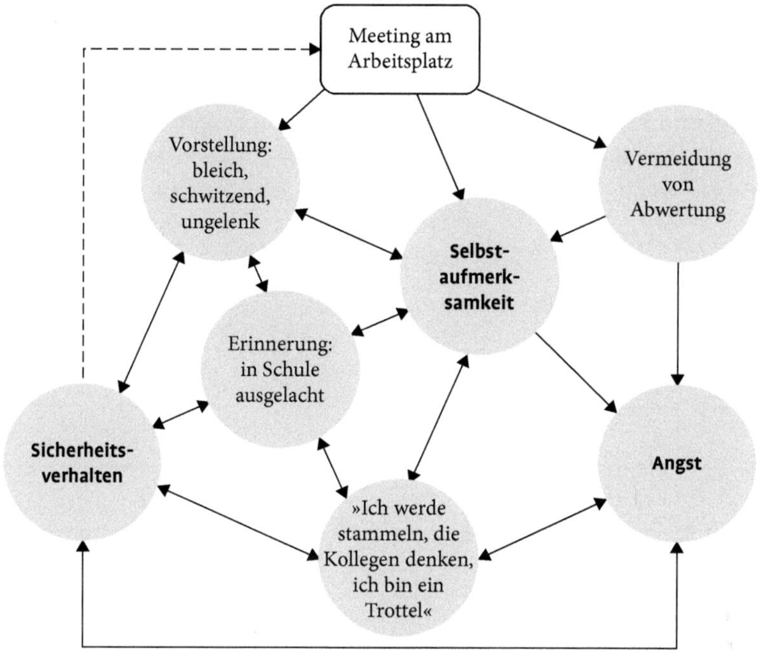

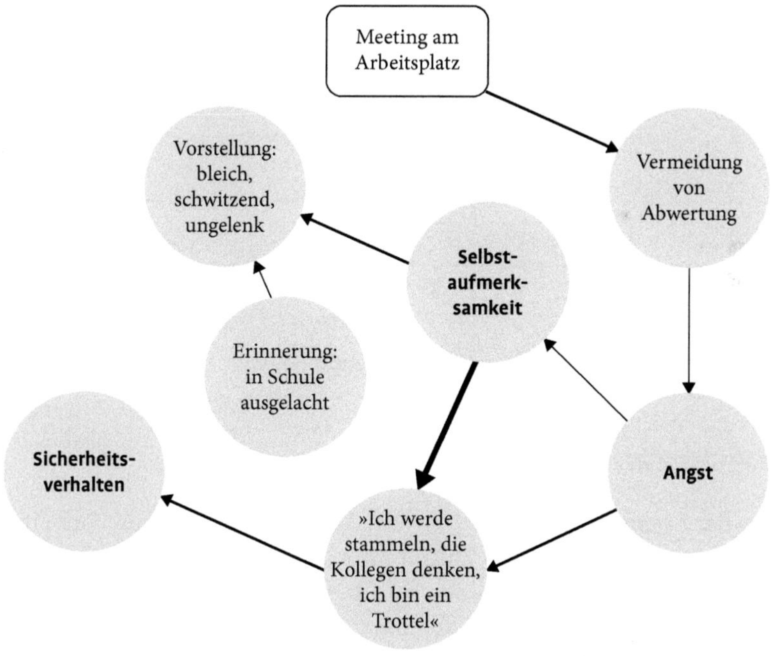

Abbildung 3.1a und 3.1b Individuelles Netzwerkmodell (oben: hypothetisch, unten: empirisch). Die Dicke der Pfeile im empirischen Modell entspricht der Ausprägung der Kante. Nicht-signifikante Kanten sind weggelassen.

Eine weniger aufwendige Alternative zur Bestimmung der Veränderungsprozesse ermöglicht das Wochenprotokoll (**AB 5**). Es enthält insgesamt 6 Fragen zu dem Ausmaß an sozialer Angst, Vermeidung, Selbstaufmerksamkeit, antizipatorische und nachträgliche Verarbeitung, und Aufsuchen sozialer Situationen. Die Fragen werden, bezogen auf die vergangene Woche, auf achtstufigen Antwortskalen eingeschätzt und erlauben es mit vergleichsweise wenig Aufwand, in Diagrammen den Verlauf zu dokumentieren (s. Abb.3.2).

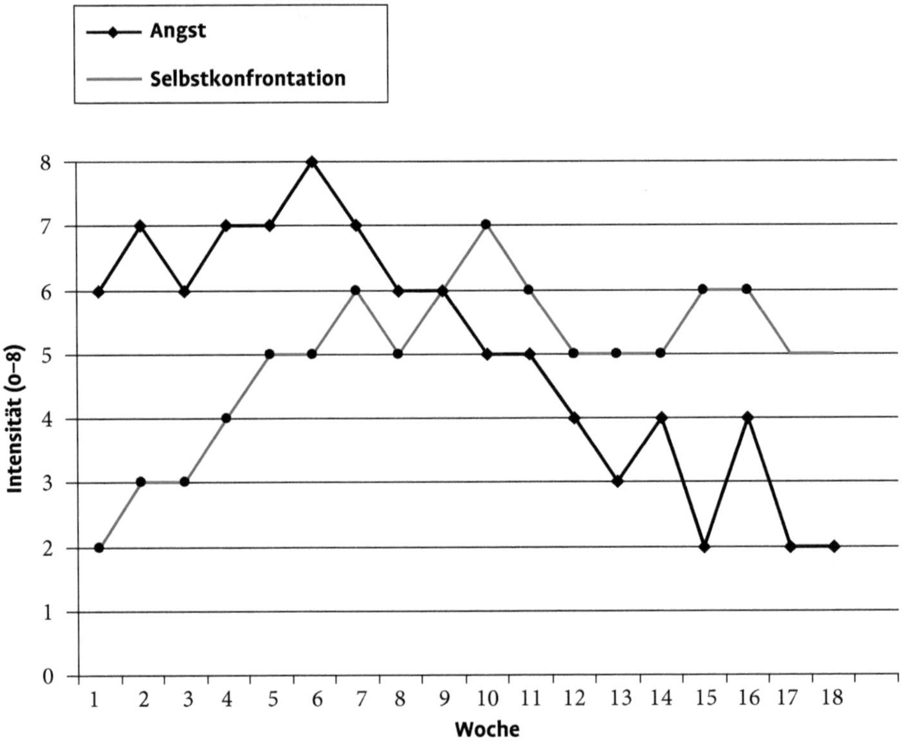

Abbildung 3.2 Beispiel für ein Diagramm des Wochenprotokolls

3.5 Zusammenfassung

Vor Beginn der Therapie ist eine ausführliche Diagnostik notwendig, um eine effektive Therapieplanung zu ermöglichen. Diagnosestellung und Differentialdiagnostik beruhen auf einer gründlichen Exploration von Befürchtungen sowie auslösenden Situationen, sowie den hieraus resultierenden psychosozialen Beeinträchtigungen. Die individuelle Erfassung negativer automatischer Gedanken nimmt dabei einen zentralen Stellenwert in der therapiebezogenen Diagnostik sozialer Ängste ein. Zusätzlich sind komorbide Störungen zu erfassen. Eine wichtige Ergänzung stellen Fremd- und Selbstbeurteilungsskalen dar, die zu einer Bestätigung der Diagnose beitragen können und gleichzeitig für eine Therapieevaluation mit Vorher-nachher-Vergleich geeignet sind.

Für die Therapieplanung stehen einerseits Selbstbeurteilungsinstrumente zur Verfügung, die die Komponenten des Modells nach Clark und Wells erfassen. Andererseits sind für die Therapieplanung und Erfassung des Therapieverlaufs spezielle Instrumente geeignet, die für eine höherfrequente Verlaufsdiagnostik geeignet sind. Zunehmend Relevanz gewinnt das ambulatorische Assessment mit Hilfe Smartphone-basierten Apps, die auf der Basis von dynamische Netzwerkanalysen wichtige Informationen für die netzwerkbasierte Therapieplanung ergeben. Alternativ können auch weniger aufwändige Wochenprotokolle verwendet werden, die relevante Modellkomponenten erfassen helfen.

4 Stand der Therapieforschung

4.1 Wirksamkeit von kognitiver Verhaltenstherapie

Die Wirksamkeit von kognitiv-behavioraler Therapie ist in der Behandlung von Patient:innen mit Sozialer Angststörung durch Metaanalysen (Carpenter et al., 2018; Mayo-Wilson et al., 2014) gut belegt, auch in ihrer längerfristigen Wirksamkeit (Kindred et al., 2022). In den Leitlinien der AWMF (Bandelow et al., 2021) und der DGPs (Stangier, 2024) wird die Orientierung an empirisch fundierten Manualen der kognitiven Verhaltenstherapie empfohlen.

Innerhalb der unterschiedlichen spezifischen Therapieansätze belegt die Metaanalyse von Mayo-Wilson et al. (2014) die Überlegenheit des in diesem Manual beschriebenen Behandlungskonzeptes von Clark und Wells gegenüber anderen verhaltenstherapeutischen Verfahren, einschließlich Exposition und Soziales Kompetenztraining. Dieser Ansatz stellt somit aufgrund der nachgewiesenen Evidenzen demnach die Behandlung erster Wahl bei erwachsenen Patient:innen mit Sozialer Angststörung dar.

Tabelle 4.1 Randomisiert-kontrollierte Studien mit kognitiver Therapie nach dem Clark und Wells-Modell

RCTs	Ergebnis	Prä-post ES CT
Clark et al., 2003	CT > SSRI (Fluoxetin)	2.14
Stangier et al., 2003	CT Einzel > CT Gruppe	1.17
Willutzki et al., 2004	CT + Ressourcenorientierung > CT	1.39
Clark et al., 2006	CT > Exposition	2.63
Mörtberg et al., 2007	CT > Intensive Gruppentherapie	1.81
Stangier et al., 2011	CT > Interpersonelle Psychotherapie	1.58
Leichsenring et al., 2013	CT > Psychodynamische Psychotherapie	1.48
Yilmaz et al., 2025 (submitted)	CT + Verhaltensexperimente > CT + verbale Interventionen	2.20

CT: Kognitive Therapie nach dem Modell von Clark und Wells; > signifikante Überlegenheit; ES: Effektstärke

Hinsichtlich der Wahl des Settings ist Gruppentherapie, entgegen weitverbreiteten Annahmen, nicht überlegen, sondern unterlegen (Carpenter et al., 2018), insbesondere bei Patienten mit komorbider Depression (Rozen & Aderka, 2022). Die Überlegenheit der Einzeltherapie über die Gruppentherapie wurde auch für die kognitive Therapie nach Clark und Wells nachgewiesen (s. Tab. 4.1).

Die internetbasierte Durchführung von kognitiv-behaviorale Therapie ist nach einer neueren Metaanalyse (Guo et al., 2021) der face-to-face-Behandlung vergleichbar. Auch die internetbasierte Version des Behandlungsprogramms von Clark und Wells (Clark et al., 2023) erzielte dabei sehr hohe Effektstärken. Eine Smartphone-basierte App, die die Techniken des Clark und Wells-Therapieprogramms, insbesondere Verhaltensexperimente, ohne Therapeutenbegleitung umsetzt, zeigte ebenfalls zufriedenstellende Ergebnisse (Schüller et al., 2025, submitted); allerdings war die Compliance und Effektivität mit videobasierter Therapeutenbegleitung signifikant wirksamer (Schittenhelm et al., 2025, submitted).

Hinsichtlich der einzelnen Behandlungskomponenten zeigt Tabelle 4.2, welche Interventionen aufgrund welcher Wirkungsmechanismen die aufrechterhaltenden Störungsprozesse bei Sozialer Angststörung am effektivsten verändern können.

Tabelle 4.2 Aufrechterhaltende Störungsprozesse und Interventionen mit nachgewiesenen Wirkfaktoren

Aufrechterhaltender Störungsprozess	Empirische Belege für Störungsprozess	Intervention	Postulierter Wirkmechanismus	Empirische Belege für Wirkmechanismus
Verarbeitungsprozesse				
Selbstaufmerksamkeit	Meral & Vriends, 2021; Vriends et al., 2017	Aufmerksamkeitstraining	Reduktion von Selbstaufmerksamkeit	Schmidt et al., 2009
Verzerrte Bilder	Lee et al., 2019	Videofeedback	Korrektur verzerrter Vorstellungen des sozialen Selbst	Rodebaugh et al., 2010
Sicherheitsverhalten	Piccirillo et al., 2016	Verarbeitungsexperiment	Reduktion von Selbstaufmerksamkeit und Sicherheitsverhalten	Schreiber et al., 2015
Grübeln, nachträgliche Umbewertungen	Wong et al., 2019	Achtsamkeitstraining	Distanzierung von negativen Bewertungen	Goldin et al., 2017
Intrusive Erinnerungen an soziale Traumata	Morgan, 2010	Imagery rescripting	Reduktion intrusiver Vorstellungen und Erinnerungen	Romano et al., 2020; Lloyd & Marzack, 2022 ;

Tabelle 4.2 (Fortsetzung)

Aufrechterhaltender Störungsprozess	Empirische Belege für Störungsprozess	Intervention	Postulierter Wirkmechanismus	Empirische Belege für Wirkmechanismus
Kognitionen				
Negative Überzeugungen	Amir et al., 2012	Verhaltensexperimente	Umbewertung der sozialen Bewertung eigenen Verhaltens	Yilmaz et al., submitted
		Sokratischer Dialog	Umbewertung der sozialen Bewertung eigenen Verhaltens	Taylor et al., 1997
Emotionen				
Selbstkritik	Iancu et al., 2015	Self-compassion-Übungen	Förderung des Selbstmitgefühls	Teale Sapach et al., 2023
		Stuhldialog	Distanzierung von Selbstkritik	Clarke & Greenberg, 1986
Emotionsvermeidung	Kashdan et al., 2014	Exposition	Inhibitionslernen	Hayes et al., 2007; Craske et al., 2014 ; McGlade et al., 2023
		Defusion	Akzeptanz	Niles et al., 2014
Verhalten				
Soziale Performanzdefizite	Voncken & Bögels, 2008	Soziales Kompetenztraining	Aufbau sozial kompetenten Verhaltens	Beidel et al., 2014
Motivation				
Motivationale Beziehungskonflikte	Grenyer & Marceau, 2022	Deutung des zentralen Beziehungskonfliktthemas	Motivationale Klärung, interpersonelle Flexibilität	Wilczek et al., 2004; Leichsenring et al., 2013
Vermeidungsmotivation	Cremers & Roelofs, 2016	Motivational interviewing	Veränderungsmotivation	Romano et al., 2021

Hinsichtlich der Kombination von kognitiv-behavioraler Therapie mit Pharmakotherapie gibt es nur wenige Studien, die eher gegen eine erhöhte Wirksamkeit durch zusätzliche Medikamenteneinnahme sprechen. Kurzfristig zeigten Exposition, SSRI-Behandlung mit Sertralin und deren Kombination zwar gleiche Effektivität (Blomhoff et al., 2001), längerfristig jedoch war die Expositionsbehandlung sowohl der Kombinationsbehandlung als auch der Monotherapie mit Sertralin überlegen (Haug et al., 2003). Verglichen mit kognitiver Therapie nach Clark und Wells war die längerfristige Wirksamkeit der Kombination mit dem SSRI Paroxetin sogar weniger wirksam; die geringste Effektivität hatte die pharmakologische Monotherapie (Nordahl et al., 2017).

4.2 Zusammenfassung und Implikationen für die Praxis

Die bisherigen Therapiestudien belegen, dass kognitive Therapie nach dem Modell von Clark und Wells die wirksamste Behandlung für Soziale Angststörung ist und anderen psychologischen Behandlungsansätzen, einschließlich Exposition, interpersonelle Psychotherapie, psychodynamische Psychotherapie oder ausschließlich verbal orientierter kognitiver Therapie überlegen ist. Es liegen auch Belege für die Wirksamkeit der einzelnen Komponenten der kognitiven Therapie vor. Dies gilt insbesondere für die Wirksamkeit von Verhaltensexperimenten als zentraler Therapiestrategie für die Veränderung von Überzeugungen. Hingegen sprechen die Studienergebnisse nicht dafür, dass die Wirksamkeit durch Kombination mit Medikamenten, zumindest längerfristig, erhöht werden kann, sondern möglicherweise auch mit einer geringeren Wirksamkeit einhergeht.

Das vorliegende, auf den genannten Therapiestudien basierende Behandlungsmanual ist als die Behandlung erster Wahl für Soziale Angststörung anzusehen. In einer Praxisstudie (Hoyer et al., 2017) wurde die manualbasierte Therapie nach Clark und Wells mit individualisierter Routinebehandlung verglichen. Wider Erwarten zeigte sich jedoch kein signifikanter Unterschied in der Wirksamkeit: In beiden Bedingungen erzielten Praktiker:innen hohe Effektstärken. Die Studie zeigt, dass die Umsetzung von Manualen nicht immer mit Vorteilen verbunden ist, und dass eine flexiblere, stärker an den individuellen Problemen ausgerichtete Vorgehensweise, ebenfalls sehr effektiv sein kann.

Deshalb erscheint die personalisierte, prozessbasierte Vorgehensweise eine gute Erweiterung darzustellen, die einerseits die vorhandenen, effektiven Behandlungstechniken nutzt, andererseits diese jedoch an die individuellen Probleme der Patient:innen anpasst. Deshalb werden in dem vorliegenden Behandlungsmanual neben dem Behandlungskonzept von Clark und Wells auch die Prinzipien der prozessbasierten Vorgehensweise dargestellt, die eine gründlichere Diagnostik und Ableitung von therapeutischen Strategien vorsieht. Da bislang hierzu noch keine Studienergebnisse vorliegen, werden für ein prozessbasiertes Vorgehen folgende, als vorläufige zu betrachtende Indikationskriterien vorgeschlagen (vergl. Stangier et al., 2024):

(1) Erfolgslose Vorbehandlungen bzw. Teilremissionen nach kognitiver Therapie oder Verhaltenstherapie (sog. »difficult-to-treat patients«)
(2) Chronische Verläufe, die eine längere und intensivere Diagnostik von aufrechterhaltenden Faktoren und Veränderungsprozessen sowie personalisierte Therapiestrategien erforderlich machen.
(3) Komplexe Fälle, insbesondere bei Komorbiditäten mit anderen, schwerwiegenden Störungen (z. B. Persönlichkeitsstörungen, PTBS, Sucht), die die wechselseitige Beeinflussung der Problembereiche (»Brückensymptome«) berücksichtigen.

II Therapie

5 Vorbereitung und Planung der Therapie

5.1 Zeitlicher Rahmen der Therapie

Das vorliegende Therapiemanual ist für das Einzelsetting konzipiert und umfasst nach einer initialen Diagnostikphase in der Regel 12 bis 20 wöchentliche Sitzungen sowie in längeren Abständen Sitzungen zur Wiederauffrischung der Veränderungsbemühungen. Die Sitzungsdauer sollte an die geplanten Interventionen angepasst werden: Die Vorbesprechung, Durchführung und Nachbesprechung von Verarbeitungs- und Verhaltensexperimenten sind sehr zeitaufwendig und können kaum in einer 50-minütigen Sitzung realisiert werden. Daher wird empfohlen, Doppelstunden einzuplanen, um ausreichend Raum für die Besprechung von Hausaufgaben und die Ableitung sowie Durchführung neuer Verhaltensexperimente zu bieten.

Die Kombination aus Doppelsitzungen und 50-minütigen Terminen kann im Rahmen einer Kurzzeittherapie erfolgen. Das individuelle Erklärungsmodell sollte dabei bereits während der probatorischen Sitzungen entwickelt werden. Zwar ist auch eine Durchführung der Therapie in der Gruppe möglich, jedoch wird empfohlen, in der Anfangsphase der Behandlung, in der der Fokus auf individuellen Kognitionen, Aufmerksamkeitsprozessen und Sicherheitsverhalten liegt, zunächst im Einzelsetting zu arbeiten (siehe Abschn. 5.1).

5.2 Behandlungsstruktur nach dem Konzept von Clark und Wells

Ausgehend von dem kognitiven Modell von Clark und Wells verfolgt die Behandlung zwei Ziele:

(1) Veränderung von aufrechterhaltenden kognitiven Verarbeitungsprozessen, d.h. Selbstaufmerksamkeit, Sicherheitsverhalten und verzerrte bildhafte Vorstellungen des Selbst
(2) Überprüfung der Überzeugung, peinlich zu wirken

Die Priorisierung der Veränderung kognitiver Prozesse ergibt sich aus der zentralen, aufrechterhaltenden Rolle. Aufgrund von Selbstaufmerksamkeit, verzerrte bildhafte Vorstellungen des Selbst und Sicherheitsverhalten werden negative Überzeugungen subjektiv bestätigt (siehe auch 2.1.2.). Wenn diese irreführenden Informationen nicht verändert werden, können Patient:innen nicht ihre Überzeugung, peinlich zu wirken, an der Realität überprüfen und widerlegen.

Erste Phase. Für die Bearbeitung dieser grundlegenden Mechanismen ist ein Verständnis und Konsens hinsichtlich der Bedeutung von motivationalen und Verarbeitungsprozessen unerlässlich. Dies wird in der ersten Phase der Therapie durch folgende Schritte erreicht:

- Ein Störungsmodell wird abgeleitet, das auf der Exploration der Probleme im aktuellen Lebenskontext aufbaut und den zentralen Ausgangspunkt der Therapie darstellt.
- Zusätzlich wird ein Positivmodell abgeleitet, das die Ziele der Therapie konkretisieren hilft.
- Es folgt eine Selbstbeobachtungsphase, in der Daten aus dem Alltag erfasst werden, um das Modell zu bestätigen bzw. zu modifizieren.

Zweite Phase. In der zweiten Phase der Therapie sollen Patient:innen durch Verarbeitungsexperimente, Aufmerksamkeitstraining und Videofeedback lernen,

- ihre Aufmerksamkeit weg von eigenen Gefühlen, Gedanken und Vorstellungsbildern nach außen zu richten, d. h. auf die soziale Interaktion.
- Sicherheitsverhalten zu unterlassen; hierdurch wird ermöglicht, dass das Ausbleiben einer befürchteten Reaktion anderer besser als Hinweis auf das Nichtzutreffen der Erwartung und nicht als Folge des durch Sicherheitsverhaltens interpretiert werden kann. Zudem können unerwünschte Nebenwirkungen von Sicherheitsverhalten auf die Angst abgebaut werden.
- verzerrte Vorstellungsbilder zu korrigieren und ein realistisches Bild von sich selbst zu entwickeln.

Dritte Phase. Erst in der anschließenden, dritten Phase der Therapie werden Patient:innen ermutigt, die Überzeugungen explizit zu überprüfen. Dies geschieht auf zwei Wegen:

- erfahrungsorientiertes Lernen: Bisher vermiedene Situationen werden aufgesucht und in Verhaltensexperimenten an der Realität die Überzeugung überprüft, peinlich zu wirken. Durch eine unverzerrte, angemessenere Verarbeitung der Erfahrung können Patient:innen erst feststellen, wie andere auf ihr Verhalten oder Anzeichen von Anspannung und Nervosität tatsächlich reagieren.
- einsichtsorientierte Strategien: Sokratischer Dialog bzw. geleitetes Entdecken vertiefen die Anregungen aus Verhaltensexperimente, eine realistische und rationale Bewertung der Reaktionen anderer zu entwickelt. Unterstützt werden diese verbalen Interventionen durch andere, explizit kognitive Techniken wie z. B. Gedankentagebuch, Positiv-Tagebuch oder Kontinua.

Parallel zur Bearbeitung von Überzeugungen können in dieser Phase bei Bedarf auch weitere aufrechterhaltende Verarbeitungsprozesse angegangen werden:

- Nachträgliche und antizipatorische Verarbeitung, also unproduktives Grübeln und Sorgen, werden durch Selbstbeobachtung, sokratischen Dialog und Verhaltensexperimente abgebaut.
- Intrusive Erinnerungen an belastende autobiographische Erlebnisse (z. B. gehänselt und ausgelacht werden), in Form von Vorstellungen wiedererlebt, werden hinsichtlich der implizit enthaltenen Bewertungen analysiert und durch Imagery rescripting modifiziert.

Vierte Phase. Die vierte, abschließende Phase umfasst

- den Rückblick auf die Erfahrungen in der Therapie aus der subjektiven Sicht der Patientin (»Therapiegeschichte«),
- die Vorbereitung auf eine eigenständige Fortsetzung von therapeutischen Strategien nach Therapieende durch eine Zusammenfassung der Strategien (»Blaupause«),
- die Wiederauffrischung der zentralen Lerninhalte in monatlichen Folgesitzungen (»Booster-Sitzungen«).

Übersicht • Behandlungsstruktur der Behandlung

Phase 1: Exploration und Ableitung eines Störungsmodells

- Exploration
- Ableitung eines Störungsmodells
- Ableitung eines Positivmodells
- Netzwerkdiagnostik

Phase 2: Veränderung kognitiver Verarbeitungsprozesse

- Verarbeitungsexperiment zu Sicherheitsverhalten und Selbstaufmerksamkeit
- Videofeedback
- Aufmerksamkeitstraining

Phase 3: Veränderung sozialängstlicher Überzeugungen

- Verhaltensexperimente, in-vivo (therapeutenangeleitet) und als Hausaufgabe (selbstangeleitet)
- Geleitetes Entdecken und sokratischer Dialog
- Gedankentagebuch, Positivtagebuch, Kontinuum
- Imagery rescripting
- Abbau antizipatorischer und nachträglicher Verarbeitung

Phase 4: Behandlungsabschluss und Rückfallprophylaxe

- Therapieevaluation
- »Therapiegeschichte«
- Blaupause
- Booster-Sitzungen

5.3 Prozessbasierte Therapieplanung

Für gewöhnlich ist die individualisierte Anwendung der zuvor genannten Strategien ausreichend, um eine deutliche Verbesserung der sozialen Angststörung zu erzielen. Wie schon in Abschnitt 4.5 dargestellt, ist eine stärkere Personalisierung von Diagnostik und Therapie bei folgenden Problemkonstellationen sinnvoll:

(1) Erfolglose Vorbehandlungen oder lediglich Teilremissionen nach kognitiver Verhaltenstherapie
(2) Chronische Verläufe, die eine intensivere Diagnostik und aufwendigere Therapie erfordern
(3) Komplexe Fälle, z. B. Komorbiditäten mit schwerwiegenden Störungen

5

Netzwerkmodelle sind prinzipiell am individuellen Fall und nicht, wie in dem Modell von Clark und Wells, an bestimmte Theorien ausgerichtet. Vielmehr soll im Einzelfall empirisch bestimmt werden, welche Knoten im individuellen Netzwerk tatsächlich eine zentrale Rolle spielen und einen Ansatzpunkt für Interventionen bieten. Insofern ist die Planung der Therapie flexibler ausgelegt. Z.B. postuliert das Modell von Clark und Wells, dass kognitive Verarbeitungsprozesse eine zentrale aufrechterhaltende Rolle für Soziale Angststörung spielen. Denkbar wäre jedoch, dass bei einer Patientin mit depressiven Problemen nicht etwa Selbstaufmerksamkeit oder Sicherheitsverhalten, sondern z. B. Grübeln oder Rückzugsverhalten den größten Einfluss auf das Netzwerk haben. Wenn Interventionen an dem zentralen Knoten ansetzen, dann entfalten sie auch die größte Wirkung auf das Netzwerk.

Bezogen auf das Beispiel des vorangegangenen Kapitels (Abb. 3.1b), wäre z. B. Selbstaufmerksamkeit bevorzugter Ansatzpunkt für eine Intervention (s. Abb. 5.1a). Dabei postuliert die prozessbasierte Therapie, dass durch eine erfolgreiche Intervention nicht nur der zentrale Knoten, sondern auch in direkter Weise andere Knoten (z. B. Sicherheitsverhalten) und in der Folge auch hierdurch beeinflusste Knoten (z. B. Kognitionen und Sicherheitsverhalten) verändert werden, sondern das gesamte Netzwerk von Verbindungen zwischen den Knoten sich neu organisiert (Hofmann et al., 2020). So könnte durch die Veränderung von Selbstaufmerksamkeit, Kognitionen und Sicherheitsverhalten (z. B. durch Verarbeitungsexperimente, s. Abschn. 7.1) wiederum der Einfluss von Erinnerungen an frühere Erlebnisse sowie die hiermit verbundenen Vorstellungsbilder erhöht werden (s. Abb. 5.1b), was wiederum neue Interventionen (z. B. Imagery rescripting, s. Abschn. 7.4) erforderlich machen würde.

Zu berücksichtigen ist hierbei, dass Netzwerkmodelle lediglich die Struktur der Wechselwirkungen, nicht jedoch die Ausprägung der Dimensionen (z. B. hohe oder niedrige Selbstaufmerksamkeit) wiedergeben. Ein hoher outstrength von Selbstaufmerksamkeit bedeutet lediglich, dass Selbstaufmerksamkeit einen starken *Einfluss* auf die anderen Erlebnisaspekte hat, nicht jedoch die Selbstaufmerksamkeit selbst zwangsläufig eine hohe *Intensität* haben muss. Deshalb sollte auch die Ausprägung der zentralen erfasst werden, um zu verfolgen, ob auch tatsächlich Veränderungsprozesse in Gang gesetzt wurden. Tabelle 5.1 gibt eine Übersicht über Interventionen und mögliche Veränderungsprozesse bei Patient:innen.

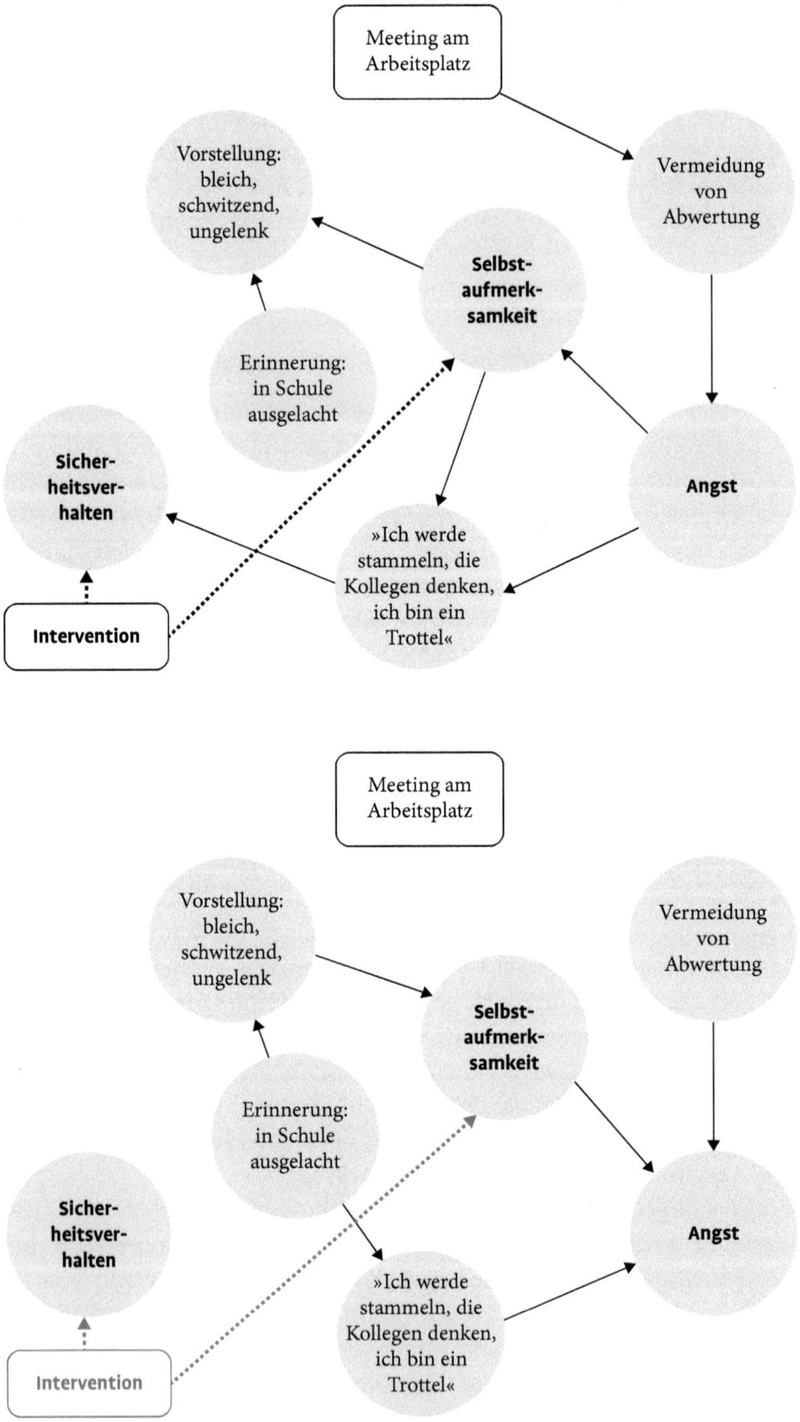

Abbildung 5.1a und 5.1b Netzwerkmodell vor und nach Durchführung einer Intervention

Tabelle 5.1 Störungs- und Veränderungsprozesse in der Therapie der sozialen Angststörung

	Zentraler Knoten	Intervention	Veränderungsprozesse
Verarbeitungsprozesse	Selbstaufmerksamkeit	Aufmerksamkeitstraining	Externalisierung von Aufmerksamkeit
	Verzerrte Bilder	Videofeedback	Realistische Vorstellungen des sozialen Selbst
	Sicherheitsverhalten	Verarbeitungsexperiment	Spontanes Verhalten
	Grübeln, nachträgliche Umbewertungen	Achtsamkeitstraining	Hier-und-jetzt-Haltung, Achtsamkeit
	Intrusive Erinnerungen an soziale Traumata	Imagery rescripting	Orientierung an gegenwärtigen Zielen und Bedürfnissen
Kognitionen	Negative Überzeugungen bezüglich sozialer Bewertungen	Verhaltensexperimente, Sokratischer Dialog	Umbewertung der Reaktionen anderer
	Selbstkritik	Self-compassion-Übungen	Förderung des Selbstmitgefühls
		Stuhldialog	Distanzierung von Selbstkritik
Emotionen	Emotionsvermeidung	Exposition	Emotionale Flexibilität
		Defusion	Akzeptanz
Verhalten	Soziale Performanzdefizite	Soziales Kompetenztraining	Aufbau sozial kompetenten Verhaltens
	Sozialer Rückzug	Verhaltensaktivierung	Aufbau sozialer Aktivitäten
Motivation	Motivationale Beziehungskonflikte	Deutung des zentralen Beziehungskonflikt-Themas	Motivationale Klärung, interpersonelle Flexibilität
	Vermeidungsmotivation	Motivational interviewing	Veränderungs- / Annäherungsmotivation

Interventionen beeinflussen allerdings nicht nur einen, sondern zumeist mehrere Knoten gleichzeitig (Multifinalität; Stangier et al., 2024), sodass man eher von einem Wirkprofil als von einer isolierten Wirkung ausgehen muss. Darüber hinaus kommen zu diesen direkten Einflüssen durch eine Intervention auch die indirekten Auswirkungen einer Veränderung der anderen Knoten hinzu. Die komplexen Veränderungen von Netzwerken aufgrund einer Einwirkung auf das System von außen auf die miteinander interagierenden Komponenten vorherzusagen, ist Ziel der Kontrolltheorie (Hofmann, 2024). In Tabelle 5.2 ist eine Matrix veranschaulicht, die die Entscheidung über die beste therapeutische Strategie abhängig macht von deren direkte Wirkung auf die Knoten (d. h. die Wirkmechanismen bzw. Veränderungsprozesse), als auch den hieraus resultierenden, zusätzlichen indirekten Einfluss einer veränderten Netzwerkkomponente (»Knoten«) auf die anderen Komponenten (Zentralität; in der Tabelle gekennzeichnet durch *+).

Tabelle 5.2 Passung von Knoten und Wirkfaktoren: direkte Effekte der Interventionen und indirekte Effekte auf das Netzwerk

Intervention Knoten	**Aufmerksamkeitstraining**	**Verarbeitungsexperiment**	**Imagery rescripting**	**Sokratischer Dialog**
Selbstaufmerksamkeit (*)	+*+	+*+	0	0
Sicherheitsverhalten	0	+	0	0
Überzeugung, dumm zu wirken	0	+	+	+
Erinnerung an soziales Trauma	0	0	+	0
Gesamteffekt der Intervention auf das Netzwerk	**++**	**++++**	**++**	**+**

* indirekte Wirkung des zentralen Knotens (hier: Selbstaufmerksamkeit) auf das Netzwerk

Wenn z. B. Selbstaufmerksamkeit einen zentralen Knoten darstellt, dann sind alle Interventionen, die hierauf einen direkten Einfluss ausüben, günstiger als andere Interventionen, da zusätzlich indirekter Effekt auf andere Netzwerkkomponenten ausgeübt werden kann. Andererseits sind Strategien, die mehrere Knoten gleichzeitig direkt beeinflussen, günstiger als Strategien, die nur sehr spezifisch Einfluss auf einen Knoten haben. In der Tabelle 5.2 stellen Verarbeitungsexperimente die effektivste Strategie dar, da sie gleichzeitig direkte Effekte (auf drei Komponenten=Knoten) als auch indirekte Effekte (durch Veränderung von Selbstaufmerksamkeit als zentralem Knoten) auf das Netzwerk haben.

5.4 Interaktionsstil geleitetes Entdecken

Prinzipielles Ziel der Therapie ist es, die Überzeugungen des Patienten, die die soziale Angst aufrechterhalten, zu überprüfen. Dies wird nicht durch die explizite Definition der Überzeugungen als verzerrte, unangemessene Bewertungen erreicht, wie sie in Psychoedukation üblich ist, sondern durch »geleitetes Entdecken«. Dabei lädt die Therapeutin die Patientin ein, eine »empirische« Haltung gegenüber ihren Gedanken und Überzeugungen zu entwickeln und diese wie wissenschaftliche Hypothesen an der Realität zu überprüfen. Die therapeutische Zusammenarbeit gleicht einem Detektivteam, das versucht, Hypothesen zu entwickeln und herauszufinden, ob diese zutreffen. Die Patientin spielt dabei eine sehr aktive Rolle und wird ermutigt, selbst zu überlegen, wie sie ihre Überzeugungen und Erwartungen überprüfen kann. Die Therapeutin nimmt dabei eine neutrale Haltung ein: Sie identifiziert sich nicht mit der »richtigen« Bewertung, sondern fördert eine offene Herangehensweise.

Die Therapeutin strukturiert diesen Prozess durch gezielte Fragen, Anregungen und Rückmeldungen. Sie wirkt dabei als Modell für eine empirische Grundhaltung gegenüber den Überzeugungen. Sie erleichtert neue Erfahrungen durch Unterstützung und aktive Hilfe bei der Planung der Überprüfung der Überzeugungen und leitet die Patientin zur Reflektion über die neuen Erfahrungen an. Sie lenkt aus einer neutralen, an der Empirie orientierten Grundhaltung heraus die Diskussion immer wieder auf die Überprüfung der Überzeugungen und die Evidenzen, die für oder gegen bestimmte Schlussfolgerungen sprechen (s. a. Abschn. 5.4.1).

5.5 Struktur der Behandlungssitzungen

Vorbereitung. Die Therapiesitzungen sollten sehr strukturiert ablaufen und erfordern daher von Seiten der Therapeutin eine gewisse Vorbereitung; für die ersten Sitzungen ist dabei eher etwas mehr Zeit einzuplanen. Aufbauend auf den Zielen der aktuellen Therapiephase und den Hausaufgaben, hat bei der Planung der Interventionen die Konzentration auf die aktuell angestrebten Veränderungsprozesse (s. Abschn. 5.3, Tab. 5.1) die höchste Priorität. Zusätzlich sind ggf. schriftliche Materialien und technischen Hilfsmittel für Verarbeitungs- und Verhaltensexperimenten (z. B. Handy für Videoaufnahmen) vorzubereiten.

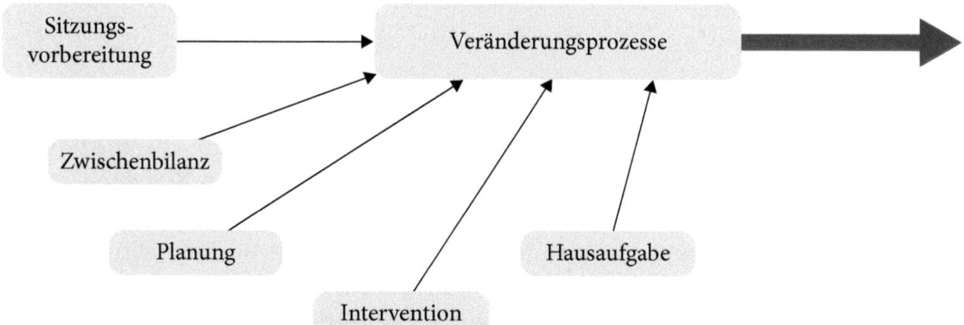

Abbildung 5.2 Orientierung des Sitzungsablaufs an Veränderungsprozessen

Zwischenbilanz. Um eine kontinuierliche Rückmeldung der Umsetzung der Therapieziele in den Lebensalltag zu ermöglichen, sollten Patient:innen vor der Sitzung das Wochenprotokoll (s. **AB 5**) ausfüllen und in die Sitzung mitbringen. Dieses bietet eine gute Grundlage, um die Umsetzung der Therapieziele in den Alltag (»Hausaufgaben«) zu besprechen. Die Therapeutin sollte hierbei den Zweck der Hausaufgaben vor dem Hintergrund der Arbeit in der letzten Sitzung verdeutlichen und die angestrebten Veränderungsprozesse herausstellen.

Zusätzlich werden die Ergebnisse von Selbstbeobachtungsprotokollen bzw. App-gestützter Verlaufsdiagnostik (s. Abschn. 3.5) bilanziert. Die Therapeutin sollte hierbei einfühlsam auf mögliche Barrieren in der Umsetzung eingehen, die Schwierigkeiten aufgreifen und in konstruktiver Form bearbeiten, jedoch ohne diesen zu viel Zeit widmen.

Planung. Es schließt sich eine kurze Phase der Planung an, welche Ziele in der aktuellen Sitzung verfolgt werden sollen, bevor diese in konkrete Intervention übergehen. Dieses Vorgehen sollte einerseits strukturiert und zielorientiert, andererseits flexibel genug sein, um auf aktuelle Therapieziele einzugehen. Der Therapeut sollte die Veränderungsprozesse als »roten Faden« im Blick behalten und explizit ansprechen.

Intervention. In der Interventionsphase, die den größten Teil der Sitzung einnimmt, kommen die jeweils therapeutischen Techniken zum Einsatz. Die Behandlungsstruktur nach dem Modell von Clark und Wells (s. Übersicht in Abschn. 5.2) sieht eine bestimmte Abfolge von Interventionen vor. Allerdings ist die Orientierung an einer solchen Behandlungsstruktur nicht zu rigide zu handhaben. Insbesondere bei schwierigen Patientinnen, etwa mit chronischen Verläufen und starken Komorbiditäten, ist das individuelle Netzwerk der Patient:innen zu berücksichtigen. Interventionen sollten nicht mechanisch umgesetzt werden, sondern gezielt eingesetzt werden, um Veränderungsprozesse (s. Abschn. 5.3, Tab. 5.1) in Gang zu setzen.

Hausaufgaben. Den Abschluss der Therapiesitzung bildet eine Zusammenfassung der Ergebnisse und die Ableitung von Hausaufgaben. Diese orientieren sich vor allem an den Veränderungsprozesse und stellen eine Fortsetzung der Prinzipien der Interventionen dar. Z.B. sollten Verarbeitungs- und Verhaltensexperimente sowie kognitive Techniken wie Gedankenprotokoll immer auf die Verfolgung bestimmter Ziele im Lebensalltag der Patientin ausgerichtet sein. Es empfiehlt sich, die Hausaufgaben schriftlich zu notieren, damit sie besser behalten werden können.

5.6 Therapeut-Patient-Beziehung

Auch wenn Patientinnen und Patienten zunehmend Vertrauen in die Therapeut:innen entwickeln, ist die Angst vor Abwertung auch in der therapeutischen Beziehung insbesondere in der Anfangsphase ein Hindernis. Zudem sprechen Patient:innen oftmals erstmalig über ihre Ängste, was schambesetzt und belastend ist. Befürchtungen, der Therapeut könne schlecht über den Patienten denken, kann zu Sicherheitsverhalten gegenüber dem Therapeuten führen, z.B. zur kontinuierlichen Überprüfung und Bewertung eigener Äußerungen, mangelnder Offenheit längerem Schweigen auf Fragen hin. Auch unerledigte Hausaufgaben oder Verständnisschwierigkeiten, an sich häufige und normale Phänomene, können schon starken Bewertungsdruck und Angst vor peinlichem Versagen auslösen.

Gleichzeitig führt die Angst zu einer hohe Selbstaufmerksamkeit, die sich in mangelnder Konzentration bis hin zu Denkblockaden äußern kann. Manche Patientinnen und Patienten mit Sozialen Angststörungen erscheinen in der Therapie zurückgezogen, desinteressiert und abwesend gegenüber der Therapeutin. Es ist wichtig, dass Therapeuten solche Verhaltensweisen als Sicherheitsverhalten erkennen und ihr eigenes Verhalten dementsprechend anpassen.

Paradoxerweise kann insbesondere empathisches Beziehungsverhalten der Therapeutin, wie intensiver Blickkontakt und eine zugewandte Körperhaltung, Angst vor Beobachtung und Bewertung auslösen. Eine intensive Aufmerksamkeitszuwendung in der Therapie kann die Befürchtung des Patienten verstärken, dass der Therapeut »etwas Peinliches« entdecken wird, wodurch die therapeutische Situation zu einer Gefahr wird. Nicht selten schaukelt sich die Angst so hoch, dass Sitzungen abgesagt werden oder gar die Therapie abgebrochen wird.

Daher ist in der Anfangsphase der Therapie ein eher »sachlicher« Interaktionsstil günstiger, der sich auf die Identifikation und Veränderung von Sicherheitsverhalten und negativen Kognitionen im Alltag konzentriert. Ebenfalls hilfreich ist die Verwendung von Flipcharts und schriftlichen Notizen, da hierdurch eine intensive Aufmerksamkeitszuwendung aufgelockert wird und der Patient sich durch das Ab- und Zuwenden des Therapeuten weniger beobachtet fühlt. Der Patient kann seine Kognitionen und sein Verhalten besser aufnehmen und verstehen. Zudem stellen die Aufzeichnungen eine gute Erinnerungsstütze für die Arbeit in den nachfolgenden Sitzungen dar.

Gleichzeitig sollte sich die Therapeutin in das Denken der Patientin so hineinversetzen, dass sie die Logik der negativen Interpretationen und die intensiven Ängste und Schamgefühle der Patientin verstehen kann. Sie sollte explizit ihr Verständnis ausdrücken (»Sie haben das Gefühl, so merkwürdig zu wirken, dass sie am liebsten aus der Situation flüchten möchten«), ohne dadurch die Patientin in ihren Interpretationen zu bestätigen (also nicht: »… Sie wirken so merkwürdig, dass …«). Andererseits sollten Therapeuten darauf achten, nicht zu sehr von eigenen Erfahrungen und Überzeugungen auszugehen, sondern die Verzerrungen in der Wahrnehmung und den Überzeugungen des Patienten zu verstehen.

Tabelle 5.3 Sicherheits-/Vermeidungsverhalten in der therapeutischen Beziehung und Maßnahmen zu deren Abbau bzw. Prävention

Sicherheitsverhalten / Vermeidung	Günstiges Therapeutenverhalten
▶ Schweigen, stockendes oder langsames Reden aufgrund von permanenter Selbstüberprüfung ▶ Positive Selbstdarstellung ▶ Wirkt arrogant, abwertend, desinteressiert ▶ Absagen oder Verschieben von Terminen	▶ Neutrales, aufgabenbezogenes Therapeutenverhalten ▶ Bewertungsdruck durch intensive Beziehung vermeiden ▶ Keine Verbalisierung von Schamgefühlen

Patient:innen mit Sozialer Angststörung sind besonders anfällig für Minderwertigkeits- und Unzulänglichkeitsgefühle. Deshalb können Therapeuten in der Rolle als Experten auch die Wahrnehmung auslösen, unzulänglich und unterlegen zu sein. Um das Gefühl der Unzulänglichkeit des Patienten nicht zu verstärken, müssen Therapeutinnen ein Gleichgewicht in der Beziehung herstellen. Das Prinzip des »geleiteten Entdeckens« ist dabei hilfreich, den Eindruck vermeiden, eine »allwissende« oder »perfekte« Person zu sein. Indem die Therapeutin Interventionen vorbereitet und strukturiert, aber es dem Patienten überlässt, die Ergebnisse zu bewerten und eigene Schlussfolgerungen zu ziehen, wird ein kooperativer Arbeitsstil vermittelt, wodurch beim Patienten das Gefühl der Kompetenz zur eigenständigen Problemlösung gefördert wird. Erst im weiteren Verlauf sollte der Patient mehr Verantwortung übernehmen, um die Tagesordnung selbst zu gestalten und z. B. eigene Verhaltensexperimente zu planen und zu reflektieren.

Bei Sozialer Angststörung sind auch häufig perfektionistische Bewertungsstandards festzustellen, die sich nicht nur in unrealistischen Erwartungen an das eigene Verhalten äußern, sondern auch in den Therapieerwartungen. Viele Patient:innen, die noch nicht starke Funktionseinschränkungen aufweisen, wollen ihre Ängste schnell und ohne emotionalen Aufwand »wegbekommen«. Wenn die Fortschritte nicht so schnell wie erwartet eintreten, kann dies zu Unzufriedenheit und Zweifeln an der Wirksamkeit der Therapie führen. Daher ist es wichtig, die Erwartungen der Patientin zu Beginn der Therapie zu besprechen und den Ablauf und zeitlichen Rahmen zu erklären. Bei Patienten mit perfektionistischen Einstellungen ist es wichtig, ihr Bedürfnis nach Symptomreduktion frühzeitig anzusprechen. Andernfalls kann sich im Umgang, etwa mit Verhaltensexperimenten, eine »Alles-oder-Nichts-Haltung« und überhöhter Leistungsdruck ergeben, die wiederum Veränderungsprozesse hemmen können.

6 Phase 1: Modellableitung und Selbstbeobachtung

6.1 Allgemeine Exploration und Eingangsdiagnostik

Im Erstgespräch steht eine erste Orientierung bezüglich der Probleme des Patienten und deren Entwicklung im Vordergrund. Die wichtigsten Informationen sollten schriftlich festgehalten werden. Um die Ziele des Erstgesprächs innerhalb der zur Verfügung stehenden Zeit zu erreichen, sollte nicht zu sehr ins Detail gegangen werden. Deshalb sollte gleich zu Beginn der Sitzung eine »Tagesordnung« (s. Kasten) vorgeschlagen werden, um Erwartungen vorzubeugen, die über das Ziel einer ersten Orientierung hinausgehen.

Ablauf eines Erstgesprächs

(1) Tagesordnung
(2) Exploration
- Anlass für Therapie und Problemschwerpunkte
- Aktuelle Lebenssituation
- Entstehung und Verlauf der Sozialen Angststörung
- Vorbehandlungen und ggf. aktuelle Behandlungen
- Subjektives Störungsmodell / Behandlungserwartungen

(3) Information
- Vorläufiges psychologisches Störungsmodell / Therapierationale
- Organisatorische Rahmenbedingungen
- Überblick über Eingangsdiagnostik und nachfolgende Therapiesitzungen

(4) Zusammenfassung

Ein Einstieg in das Erstgespräch ist die Frage nach dem Anlass, eine Therapie aufzusuchen. Die spontanen Angaben zu Problemen und Symptomen geben erste Hinweise auf Problemschwerpunkte. Zusätzlich werden erste Informationen über die Schwere der Probleme und beeinträchtigende Konsequenzen gesammelt:

- Auf welche soziale Situationen beziehen sich die Ängste?
- Wie stark sind die Vermeidungstendenzen? Welche Konsequenzen haben diese für die berufliche oder soziale Situation?
- Hat die Patientin eine Partnerschaft? Gibt es Freunde oder Bekannte?
- Benutzt die Patientin Alkohol oder Medikamente, um die Angst zu verringern?
- Ist die Patientin depressiv und niedergeschlagen?

In einem weiteren Schritt wird auf die Entstehung und den Verlauf der Sozialen Angststörung eingegangen. Viele Patienten berichten von frühen Erfahrungen, die zur Entwicklung der Probleme beigetragen haben, wie in sozialer Hinsicht »traumatisierende« Erlebnisse, kritische Lebensereignisse und ungünstige Lebensbedingungen (Beispiele siehe Kasten; nach Hudson & Rapee, 2000).

(Frühe) Lebenserfahrungen, die zur Entwicklung Sozialer Angststörungen beitragen können

(1) Soziale »Traumata«:
- von Eltern abgewertet oder gedemütigt werden
- von Mitschülern ausgelacht oder gehänselt werden
- vom Lehrer lächerlich gemacht werden
- Versagen oder intensive körperliche Angstsymptome beim Reden, Essen, Trinken oder Schreiben vor anderen Personen

(2) Lebensereignisse:
- häufige Umzüge
- Schulwechsel
- Schul-/Studienabschluss
- Erwachsenenalter: Stellenwechsel, (anstehende) Beförderung, Trennung/Scheidung

(3) Erziehungsstil und Lebensbedingungen:
- Desinteresse von Bezugspersonen für eigene Leistungen
- Überbehütung und Schonung durch Eltern
- Überbewertung der Meinung anderer durch Eltern, soziale Ängste der Eltern
- geringe Möglichkeiten/Ermutigung zu sozialen Kontakten
- soziale Überforderung
- kulturelle/soziale Isolation (Migrations- oder Fluchthintergrund)
- Außenseiterdasein durch Krankheit

Die Einflussfaktoren werden in einem Diagramm (sog. »Life chart«, Beispiel s. Abb. 6.1) festgehalten. Dieses bildet die Grundlage für die spätere Bearbeitung von negative Grundüberzeugungen durch die Technik der »Historischen Überprüfung« (Abschn. 7.4).

In einem weiteren Schritt werden die Vorbehandlungen, d. h. ambulante und stationäre Psychotherapien sowie psychopharmakologische Behandlungen, schriftlich festgehalten. Angesprochen werden sollte auch, warum aus Sichtweise des Patienten die

Vorbehandlungen erfolgreich bzw. ein Misserfolg waren. Von besonderer Bedeutung ist die aktuelle Einnahme von Psychopharmaka zur Behandlung der Sozialen Angststörung, insbesondere wenn diese nicht den gängigen Empfehlungen (vgl. Abschn. 4.1) entspricht. In diesem Fall sollte der behandelnde Arzt konsultiert werden bzw. die Patientin zu einem in der Behandlung von Angststörungen erfahrenen Psychiater überwiesen werden.

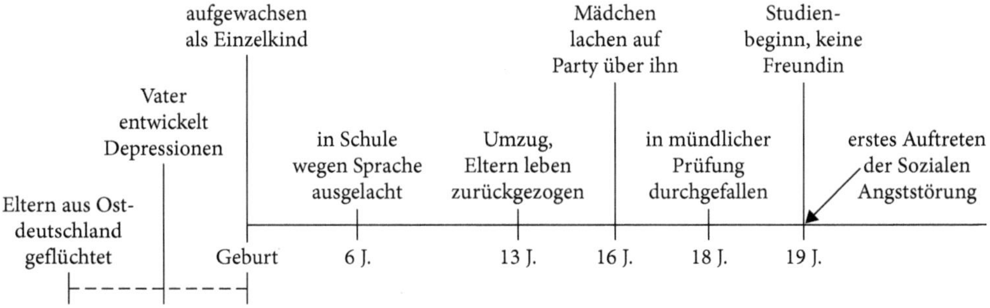

Abbildung 6.1 Life chart eines Patienten mit Sozialer Angststörung

Die subjektive Erklärung des Patienten zu den Ursachen seiner Probleme sollte ebenfalls exploriert werden. Viele Patient:innen mit Sozialer Angststörung sehen ihre Probleme als eine persönliche Charakterschwäche oder einen unveränderlichen Persönlichkeitszug und nicht als eine behandelbare psychische Störung. Gelegentlich gehen Patienten auch davon aus, dass es sich bei ihren Störungen um eine Störung des Gehirns bzw. der Neurotransmitter handelt, die mittels Pharmakotherapie zu behandeln sei. Mit dem Besprechen der Erwartungen ergibt sich die Möglichkeit, ein psychologisches Erklärungs- und Behandlungsmodell vorzustellen (s. Beispiel).

Beispiel • Erklärungsmodell und Behandlungsrationale

T: »Die Ursachen für die Entstehung einer Sozialen Angststörung liegen im Zusammenwirken aktueller und früherer Einflüsse: Frühere Erfahrungen legen den Grundstein dafür, dass eine Empfänglichkeit für negative Bewertung durch andere entsteht, die jedoch noch nicht zwangsläufig zu sozialen Ängsten führt. Erst wenn unter dem Einfluss aktueller Belastungen ungünstige Reaktionsmuster ausgelöst werden, entstehen Soziale Angststörungen. Von Bedeutung sind unter anderem negative Gedanken sowie Vermeidungs- und Sicherheitsverhalten. Was unter diesen Begriffen zu verstehen ist, wird uns in der nächsten Sitzung beschäftigen. In der Therapie wird zunächst an diesen Faktoren angesetzt und versucht, ungünstige Verarbeitungsmuster zu verändern. Dies dient als Vorbereitung, um in einem weiteren Schritt anzustreben, vermiedene Situationen wieder aufzusuchen und zu lernen, die erlernten Bewältigungsfähigkeiten anzuwenden. Gleichzeitig werden dann auch problematische Grundüberzeugungen und ein negatives Selbstwertgefühl aufgrund früherer Erfahrungen bearbeitet.«

Planung von Diagnostik und Organisation

Soweit möglich, sollte noch in der Sitzung die LSAS (s. Abschn. 3.3) durchgeführt werden, die gleichzeitig der Bestätigung der Diagnose, der Therapieevaluation wie auch der Therapieplanung dient. Zusätzlich sollten Fragebögen mitgegeben werden; es empfiehlt sich, neben dem SPIN zur Therapieevaluation auch die Fragebögen zu sozialphobischen Kognitionen (SPK) und zu sozialphobischen Einstellungen (SPE) auszuteilen, die für die Therapieplanung nützlich sind (s. Abschn. 3.4). Wenn möglich, sollten die Fragebögen bereits vor der darauffolgenden Sitzung ausgewertet werden.

Zum Abschluss des Erstgespräches werden noch die organisatorischen Rahmenbedingungen (Anzahl, Häufigkeit und Dauer der Sitzungen, Finanzierung, Termine) für den Fall des Zustandekommens einer Therapie kurz abgesprochen und angekündigt, dass die darauffolgende Sitzung zur genaueren Abklärung der Probleme (d. h. Ableitung eines Störungsmodells) vorgesehen ist.

6.2 Ableitung eines individuellen Störungsmodells

Die Ableitung eines individuellen (»idiosynkratischen«) Modells der Sozialen Angststörung ist ein wesentlicher Bezugspunkt für den Verlauf der gesamten Therapie und hilft dem Patienten, Verständnis dafür zu entwickeln, wie seine Ängste entstanden sind und wie die Aufrechterhaltung zu erklären ist. Das Modell wird anhand einer aktuellen Episode von Angst abgeleitet, an die sich die Patientin konkret erinnern kann. Dieser Kontext dient als Ausgangspunkt, um die Komponenten des Modells von Clark und Wells (s. Abschn. 2.5.2) zu erfassen.

Ausgangspunkt sollte die Festlegung eines konkreten situativen Kontextes sein, in der typischerweise soziale Angst oder Scham auftritt. Prinzipiell ist die Reihenfolge, in der die übrigen Komponenten exploriert werden, offen für die spontanen Angaben der Patientin. Im Folgenden wird für die Exploration eine schrittweise Reihenfolge vorgeschlagen, die sich in der Praxis bewährt hat. Es sollte jedoch darauf hingewiesen werden, dass die Position einer Komponente in dem Model (z. B. der negative Gedanke in Abb. 6.2) nicht zwangsläufig eine Festlegung bedeutet, ob diese Komponente einen zentralen Knoten in dem Netzwerk darstellt. Das Modell sollte auch nicht didaktisch i.S. von Psychoedukation präsentiert werden, sondern im Stil des geleiteten Entdeckens entwickelt werden. Die einzelnen Komponenten werden dabei auf einem Blatt Papier (oder einer Flipchart) festgehalten. Zur Unterstützung der Exploration kann die Kurzfassung des Explorationsbogens (**AB 3**) herangezogen werden.

Anders als in theoretischen Modellen (s. z. B. das Clark & Wells-Modell in Abschn. 2.5.2 und das Netzwerkmodell in Abschn. 2.6) werden nicht alle hypothetischen Pfade durch bidirektionale Pfeile dargestellt, weil dies für Patient:innen zu komplex ist. Die unidirektionalen Pfeile in dem pragmatischeren Arbeitsmodell (s. Abb. 6.2) sollen jedoch nicht darüber hinwegtäuschen, dass prinzipiell von gegenseitigen Beeinflussungen aller Komponenten des Modells ausgegangen wird.

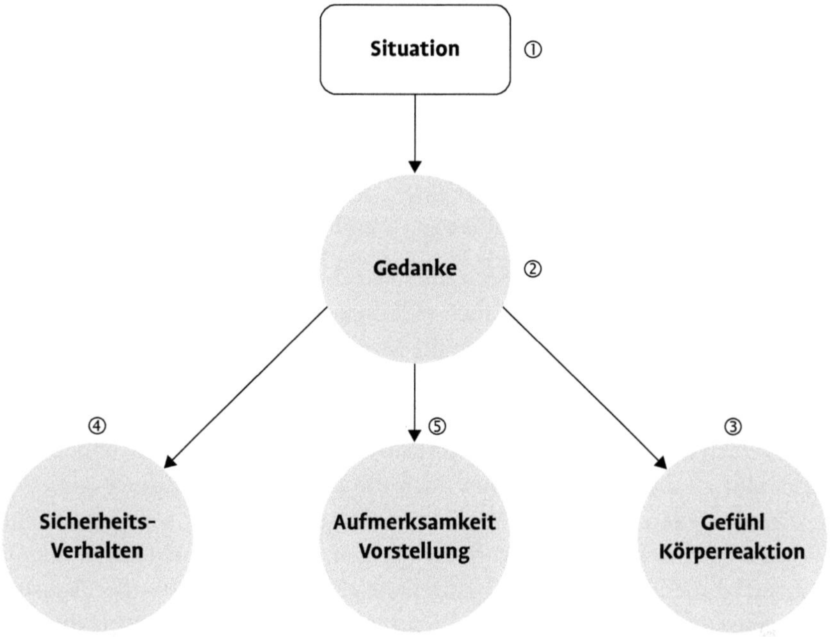

Abbildung 6.2 Schema für die initiale Ableitung des Störungsmodells (Arbeitsmodell)

6

(1) Exploration des situativen Kontextes

Zu Beginn wird nach einer Situation gefragt, in der die soziale Angst typischerweise auftritt. Die Situation sollte nicht in der biographischen Vergangenheit liegen, sondern im aktuellen Lebenskontext auftreten. Bei der Benennung des situativen Kontextes sollte darauf geachtet werden, dass keine Konfundierung der Situation mit den Reaktionen auftreten, z. B. »Nervosität beim Vortrag« oder »Etwas Peinliches sagen«. Vielmehr sollten lediglich Informationen enthalten sein zur Umgebung, sozialen Rahmenbedingungen und der Interaktion

Exploration des situativen Kontextes

- äußerliche, räumliche Umgebung: zuhause vs. öffentlicher Ort
- Soziale Rahmenbedingungen: alleine vs. Anwesenheit anderer
- Grad der sozialen Handlung bzw. Interaktion: beobachtbare Handlung (z. B. Vortrag, einen Raum betreten) vs. Kommunikation (Gespräch)

(2) Exploration der Schlüsselkognition

Anschließend werden die Befürchtungen exploriert. Hilfreich ist es, wenn die Exploration sich nicht allgemein auf Gedanken in der Situation bezieht; die Frage »Welche Gedanken gingen Ihnen durch den Kopf« ist zu wenig präzise und führt meist zu vielen spontanen Angaben (analog dem »freien Assoziieren«), die jedoch oftmals nicht die

Schlüsselkognitionen wiedergeben. Vielmehr sollte die Frage gestellt werden, was geschehen würde, wenn die schlimmsten Befürchtungen eintreten würden.

In den Schlüsselkognitionen bei Sozialer Angststörung spielen immer zwei Aspekte eine zentrale Rolle:

- Das eigene Verhalten oder Angstsymptome (»Ich werde eine unangemessene Verhaltensweise bzw. Angstsymptome zeigen …).«
- Die negative Bewertung durch andere (»…, und andere werden mich ablehnen.«)

Im Erleben vieler Patient:innen mit Sozialer Angststörung spielen nicht nur (vermeintlich peinliches) Verhalten, sondern auch sichtbare Symptome eine wichtige Rolle, d. h. Zittern, Schwitzen oder Erröten. Stehen die Körpersymptome im Zentrum der Gedanken, sollte explizit festgehalten werden, ob diese für andere Personen sichtbar sind (»Ich werde schwitzen und andere werden dies bemerken«, »Die Kollegen werden meinen Schweißausbruch bemerken und mich deshalb für einen Schwächling halten«).

Es ist darauf zu achten, dass immer auch die Bewertungen anderer explizit erfragt werden. Diese werden häufig nur implizit wiedergegeben (»Ich werde peinliches Verhalten zeigen« statt »Ich werde ein Verhalten zeigen, das andere peinlich finden«). Dementsprechend ist nicht nur nach den befürchteten Verhaltensweisen oder Angstsymptomen zu fragen, sondern auch nach der befürchteten negativen Bewertung durch andere: »Was denken andere Personen über Sie?«, »Wie würden andere hierauf dann reagieren?«

Exploration negativer Gedanken

- Welche Befürchtung hatten Sie?
- Was ist das Schlimmste, was passieren könnte?
- Wenn sich die Befürchtungen auf Körpersymptome beziehen: Sind diese für andere sichtbar?
- Was werden andere über Ihr Verhalten / Ihre Körpersymptome denken?

(3) Exploration der Gefühle und Körpersymptome

Im Vordergrund stehen normalerweise die Emotionen Angst und Scham. Mitunter werden auch andere, sekundäre Emotionen wie z. B. Wut auf andere oder sich selbst genannt. Diese Emotionen sind oftmals Ausdruck einer nachfolgenden Selbstbewertung und sollten deshalb nicht in den Vordergrund gerückt werden.

Vielfach werden begleitende körperliche Empfindungen genannt, die auch einen Bezug zu den Befürchtungen haben, wie Hitzewallungen, feuchte Hände / Gesichtshaut, Muskelspannung und -zuckungen, Mundtrockenheit. Andere Körpersymptome können Ausdruck einer unspezifischen Anspannung sein, wie z. B. Muskelspannung, Schwindel oder Herzklopfen. Nicht selten können sich die Symptome zu einer Panikattacke aufschaukeln, die die sozialphobischen Befürchtungen überlagert.

Neben körperlichen Symptomen spielen auch kognitive Symptome eine große Rolle. Es handelt sich um Störungen der Aufmerksamkeit und des Gedächtnisses, die das Verhalten in sozialen Situationen beeinträchtigen (z. B. »einen leeren Kopf« haben, Konzentrationsstörungen). Diese kognitiven Symptome sind aus der Sicht des kognitiven Modells auf die Wirkung von Sicherheitsverhalten und erhöhter Selbstaufmerksamkeit zurückzuführen, die zu Interferenzen mit aufgaben- bzw. situationsbezogenen kognitiven Funktionen führen.

Exploration von Gefühlen und Körpersymptomen

- Wie würden Sie das Gefühl in der Situation beschreiben?
- Welche Empfindungen haben Sie in Ihrem Körper bemerkt?
- Haben Sie eine Veränderung Ihrer Konzentrations- oder Gedächtnisleistung bemerkt?

(4) Exploration von Sicherheitsverhalten

Sicherheitsverhaltensweisen sind vielfältige Verhaltensstrategien, mit denen die Person versucht, die Angst zu reduzieren und die Gefahr abzuwenden. Sicherheitsverhalten lässt sich nur durch seine Funktion und nicht durch die Verhaltensweise per se erkennen: Während eine Person mit Redeangst möglicherweise versucht, durch *weniger* Sprechen das Risiko peinlicher Versprecher gering zu halten, versucht eine andere Person etwa, durch *mehr* Sprechen peinliche Pausen zu verhindern. Obwohl die Verhaltensweisen gegensätzlich sind, haben sie eine gemeinsame, zugrundeliegenden Motivation: eine Blamage vor Zuhörern zu verhindern. Aufgrund der großen Vielfalt und des subtilen, nicht immer bewussten Einflusses auf das Erleben sind Sicherheitsverhaltensweisen jedoch nicht immer einfach zu konkretisieren.

Eine erste Hilfe zur Exploration des Sicherheitsverhaltens kann der Fragebogen zu sozialphobischem Verhalten (SPV; **AB 7**) bieten. Eine verlässlichere Erfassung von Sicherheitsverhalten ist jedoch oftmals erst aufgrund von konkreter Verhaltensbeobachtung in Verhaltensexperimenten (s. Kap. 8) möglich. Zumeist beziehen sich Sicherheitsverhaltensweisen darauf, durch erhöhte Selbstbeobachtung und Selbstkontrolle peinliches Verhalten oder Symptome zu unterdrücken oder zu verhindern (z. B. sich überlegen, was man sagen will) oder, falls diese auftreten, diese zur verbergen (z. B. Wahl der Kleidung bei übermäßigem Schwitzen). Andere Strategien zielen darauf ab, durch »unauffälliges« Verhalten die Aufmerksamkeit anderer zu vermeiden (z. B. zu schweigen, sich »möglichst normal« zu verhalten) oder eigene Aufmerksamkeit von unangenehmen Gedanken oder Gefühlen wegzulenken, die peinliche Verhaltensweisen oder Körpersymptome hervorrufen könnten (z. B. gezielt an etwas Positives denken). Neben Verhaltensweisen *in* der Situation sollten auch solche erfragt werden, die sich auf die Zeit *vor* der entsprechenden Situation beziehen (z. B. exzessive Vorbereitung auf eine mögliche Vorstellungsrunde).

Exploration von Sicherheitsverhalten

- Als Sie befürchteten, dass … (befürchtetes Ereignis / Symptom) eintreten würde, haben Sie etwas getan, um dies zu verhindern?
- Was unternehmen Sie,
  … um sicherzustellen, dass Sie einen guten Eindruck machen?
  … um Ihre Symptome unter Kontrolle zu halten?
  … um zu verhindern, dass die Aufmerksamkeit auf Sie gelenkt wird?
- Haben Sie sich vorher auf die Situation vorbereitet?

(5) Exploration von Selbstaufmerksamkeit und Vorstellungsbildern

Aufmerksamkeit und Vorstellungen sind Verarbeitungsprozesse, die selten bewusst ablaufen. Allerdings lassen sich durch Nachfragen Anhaltspunkte finden, die für das weitere Vorgehen in der Therapie von großer Bedeutung sind.

Ausgangspunkt ist die Frage, ob die Aufmerksamkeit in der angstauslösenden Situation nach außen oder nach innen gelenkt wird. Oftmals kann sich der Patient gut daran erinnern, dass er nichts mehr »von der Situation mitbekommen hat«, sondern mehr mit sich beschäftigt war. Die Aufmerksamkeit ist also ganz auf innere Vorgänge, Gedanken, Gefühle oder Körperempfindungen, ausgerichtet. Von zentraler Bedeutung für die Überzeugung, peinlich zu wirken, sind dabei verzerrte bildhafte Vorstellungen und Phantasien, wie man aussieht.

Diese Vorstellungen, in der die Patientin sich selbst aus der Perspektive von anderen wahrnimmt, können in dramatischer Weise die schlimmsten Befürchtungen der Patient:innen überzeichnen: Zum Beispiel können sich Patienten sehen, wie sie bei einem Vortrag vor anderen die Kontrolle über ihren Gang verlieren und zum Pult taumeln, unverständliche Geräusche von sich geben und wie andere erst verwundert schauen und dann zu lachen anfangen, wie die Person unter schallendem Gelächter aus dem Raum flüchtet, etc. Bei Errötungsängsten sehen sich Patienten mit »feuerrotem Mondgesicht«, in gebeugter Körperhaltung und »dämlich aussehend«. Vielfach können Begriffe und Bilder aus der Literatur oder Filmen verwendet werden. Nicht selten übernehmen Patientinnen auch eigene Beobachtungen aus dem Alltag und übertragen sie auf ihr eigenes Aussehen. Häufig wird der Anblick von körperlich oder psychisch Kranken gewählt, um zu beschreiben, wie man in der Phantasie auf andere wirkt: »neurotisch«, »verrückt« oder »nervenkrank«. Bei Angst vor Zittern oder Schwanken werden Bilder von ruckartigen Bewegungen oder krampfartigen Zuckungen beschrieben, die an Epilepsie erinnern.

Viele Vorstellungen sind mit traumatischen Erfahrungen aus der Vergangenheit verbunden. So tauchen Erinnerungen an überkritische Lehrer und Versagen im Klassenzimmer sowie spottende Mitschüler auf. Diese Erfahrungen bilden häufig eine Art Vorlage, die auf den aktuellen Lebenskontext übertragen wird, mitsamt den assoziierten Gefühlen und Gedanken.

Exploration von Selbstaufmerksamkeit und selbstbezogenen Gedanken / Gefühlen / Bildern

Als Sie befürchteten, dass X passieren würde,
... wohin haben Sie Ihre Aufmerksamkeit gelenkt?
... haben Sie sich auf sich selbst konzentriert und darauf, wie Sie nach außen wirken?
... haben Sie mitbekommen, was andere Personen in diesem Moment gesagt / getan haben?
... hatten Sie ein Bild von sich in dieser Situation vor Augen?
... was glaubten Sie, wie Sie aussahen?
... wenn jemand ein Foto von Ihnen machen würde, wie haben Sie Ihrem Gefühl nach ausgesehen?

6

(6) Exploration von Wechselwirkungen
Abschließend sollte die Therapeutin auf die möglichen Wechselwirkungen zwischen den Komponenten eingehen. Es sollte herausgestellt werden, dass es zwar in dem Modell bestimmte Pfeile gibt, aber dass dies nicht bedeutet, dass diese nur vorläufig sind und eine Vielzahl von Wechselwirkungen möglich sind. Dies wird beispielhaft an drei zusätzlichen Pfeilen (s. Abb. 6.3) verdeutlicht. Die Erörterung dieser Verbindungen dient jedoch lediglich der Vorbereitung des Verarbeitungsexperimentes, in dem der Einfluss von Selbstaufmerksamkeit und Sicherheitsverhalten auf die Angst überprüft wird.

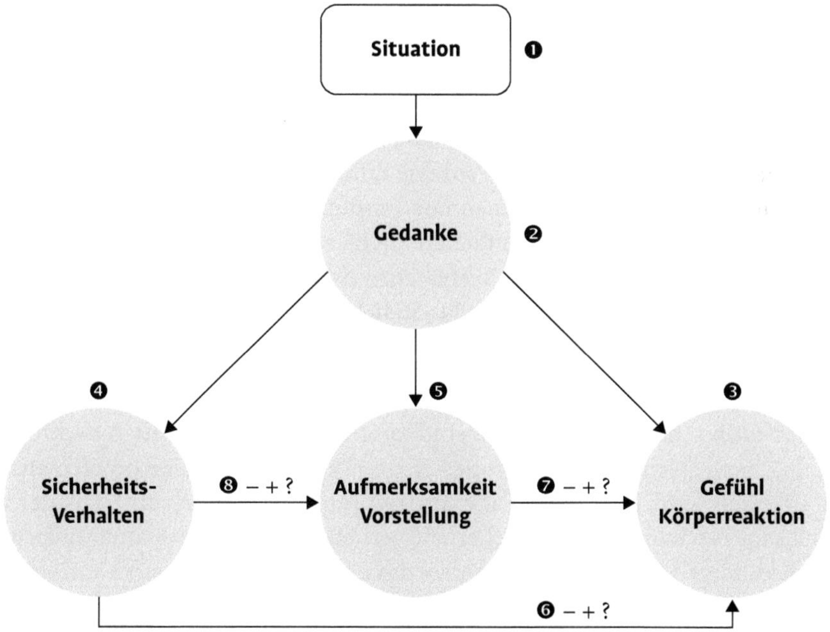

Abbildung 6.3 Ergänzungen des Modells um Einflüsse auf die Angst

Zunächst sollte ein Pfeil von Sicherheitsverhalten zum Gefühl gezogen werden und gefragt werden, wie sich das Sicherheitsverhalten auf die Angst auswirkt (s. Abb. 6.3, Pfeil 6). Spontan antworten viele Patient:innen mit Sozialer Angststörung, dass Sicherheitsverhalten hilfreich ist, die Angst zu reduzieren, und ohne Sicherheitsverhalten die Angst größer wäre. Obwohl dies nicht mit den Befunden aus experimentellen Studien, die eher das Gegenteil gezeigt haben, übereinstimmt, sollte die Therapeutin ein »–« (d. h. Verringerung von Angst) über diesen Pfeil eintragen. Im Fall einer Verstärkung von Angst sollte ein »+«, bei Unentschiedenheit ein »?« eingetragen werden.

Als nächstes wird nach dem Einfluss von Selbstaufmerksamkeit und den Vorstellungen auf die Angst gefragt (s. Abb. 6.3, Pfeil 7). Hier entscheiden sich die meisten Patient:innen für eine Verstärkung von Angst. Welche Antwort die Patientin auch immer gibt, sie wird entsprechend mit »+«, »–« oder »?« festgehalten. Häufig ergibt sich ein gegenläufiges Muster (Sicherheitsverhalten verringert, Selbstaufmerksamkeit verstärkt Angst).

Um die Schwierigkeit der Einschätzung solcher Wechselwirkungen hervorzuheben, kann die Therapeutin schließlich noch fragen, wie sich Sicherheitsverhalten auf die Selbstaufmerksamkeit auswirkt (s. Abb. 6.3, Pfeil 8). Antwortet die Patientin mit »verstärkend«, ergeben sich gegensätzliche Wirkungen von Sicherheitsverhalten auf die Angst (direkt verringernd, indirekt über Selbstaufmerksamkeit verstärkend). Solche Widersprüche sollten jedoch nicht aufgegriffen werden, um die Patientin mit Ungereimtheiten ihrer Aussagen zu konfrontieren, sondern um die Komplexität der Wechselwirkungen hervorzuheben. Die Patientin sollte auch validiert werden, wenn sie eine umgekehrte Wirkrichtung (z. B. von Selbstaufmerksamkeit auf Sicherheitsverhalten) vermutet.

Wenn ein Modell mit den dargestellten Komponenten vervollständigt ist, fasst der Therapeut das individuelle Modell noch einmal zusammen. Anschließend fragt der Therapeut den Patienten, ob dieses Modell für ihn plausibel ist. Eine wesentliche Funktion der Modellableitung ist in dieser Phase, dass die Patient:innen beginnen, die Situation sowie die darin ablaufenden Prozesse differenzierter wahrzunehmen: Während zunächst lediglich diffuse »unangenehme« Empfindungen erfahren wurden, beginnt sich zu diesem Zeitpunkt eine deutlichere Sicht auf die einzelnen unterscheidbaren Komponenten (Gedanken, Gefühle, Verhaltensweisen) abzuzeichnen, die von vielen Patient:innen als überraschend erlebt wird (»So habe ich mir das noch gar nicht überlegt, bisher war für mich in diesen Situation alles ein Chaos«).

(7) Ankündigung eines Verarbeitungsexperimentes und Hausaufgabe

Die Therapeutin schlägt der Patientin ein Experiment vor, das mehr Aufschluss geben könnte. In einem solchen (Verarbeitungs-)Experiment, in dem eine problematische Situation simuliert wird, könnte die Patientin ausprobieren, wie sich erhöhte oder verringerte Selbstaufmerksamkeit und Sicherheitsverhalten auf die Anspannung auswirken. Zusätzlich kündigt die Therapeutin an, dass das Experiment auch helfen könnte, herauszufinden, wie der Patient in einer solchen Situation tatsächlich wirkt (Videofeedback). Auch wenn die Patientin durch eine solche Ankündigung vermehrte Anspannung erlebt, ist es notwendig, offen und transparent das weitere Vorgehen zu besprechen und auch das Einverständnis hierfür einzuholen. Die durch die antizipatorische Angst gesteigerte Vermeidungsmotivation (Vermeidung von Peinlichkeit) kann in der nachfolgenden Sitzung durch eine Verstärkung von Annäherungsmotivation besser überwunden werden.

Abschließend bittet die Therapeutin den Patienten, das entstandene Modell mit dem eigenen Handy aufzunehmen und bis zur nächsten Sitzung einmal zu überprüfen, ob die einzelnen Formulierungen in dem Modell auf den Alltag zutreffen. Darüber hinaus sollte auch der Fragebogen zu Sicherheitsverhalten mitgegeben werden, um weitere Strategien zu erfassen.

Fallbeispiel

Ein 33-jähriger Mann, Gymnasiallehrer, ledig und kinderlos, leidet aktuell unter Angst davor, im Kontakt mit anderen Menschen als »nervös« und »merkwürdig« zu erscheinen. Insbesondere hatte er die Befürchtung, »knallrot« zu werden. Wegen der Befürchtungen zog er sich schon seit Jahren aus sozialen Kontakten zurück und hatte nur wenige Freunde. Die Angst vor negativer Bewertung ist besonders stark gegenüber Frauen. Er habe Versagensgefühle aufgrund der Tatsache, dass er in seinem Alter lediglich eine Partnerschaft hatte und somit »sexuell unerfahren« sei, und befürchtet, dass Frauen dies wahrnehmen und ihn auch deshalb ablehnen. Aufgrund seiner »abnormen Unfähigkeit, eine befriedigende Partnerschaft zu erreichen«, hat er stark selbstabwertenden Gedanken. Zusätzlich leidet er unter Unkonzentriertheit, Schlaflosigkeit, starker Niedergeschlagenheit und einer Reihe von körperlichen Beschwerden (Kopfschmerzen, Darmbeschwerden). Im Teenageralter wurde er von Mitschüler:innen wegen seiner schmächtigen Statur und seinem Einzelgängertum gehänselt. Als Diagnosen wurden eine Soziale Angststörung sowie eine rezidivierende Depression, gegenwärtig mittelgradige depressive Episode, festgestellt.

Für die Ableitung des Modells wurde die Situation gewählt, wenn der Patient sich in ein Café setzt, in dem auch eine attraktive Frau sitzt. Obwohl er gerne eine Partnerin kennenlernen möchte, vermeidet er es, (Blick-)Kontakt mit Frauen aufzunehmen, da er sich sicher ist, dass diese ihn unattraktiv finden. Er denkt, dass Frauen ihm anmerken, dass er sexuell unerfahren ist. Er verlässt dann das Café, ohne mit jdn. gesprochen zu haben, und denkt, dass er niemals eine Frau kennenlernen wird. Das in der Exploration erarbeitete Störungsmodell ist in Abbildung 6.4 wiedergegeben.

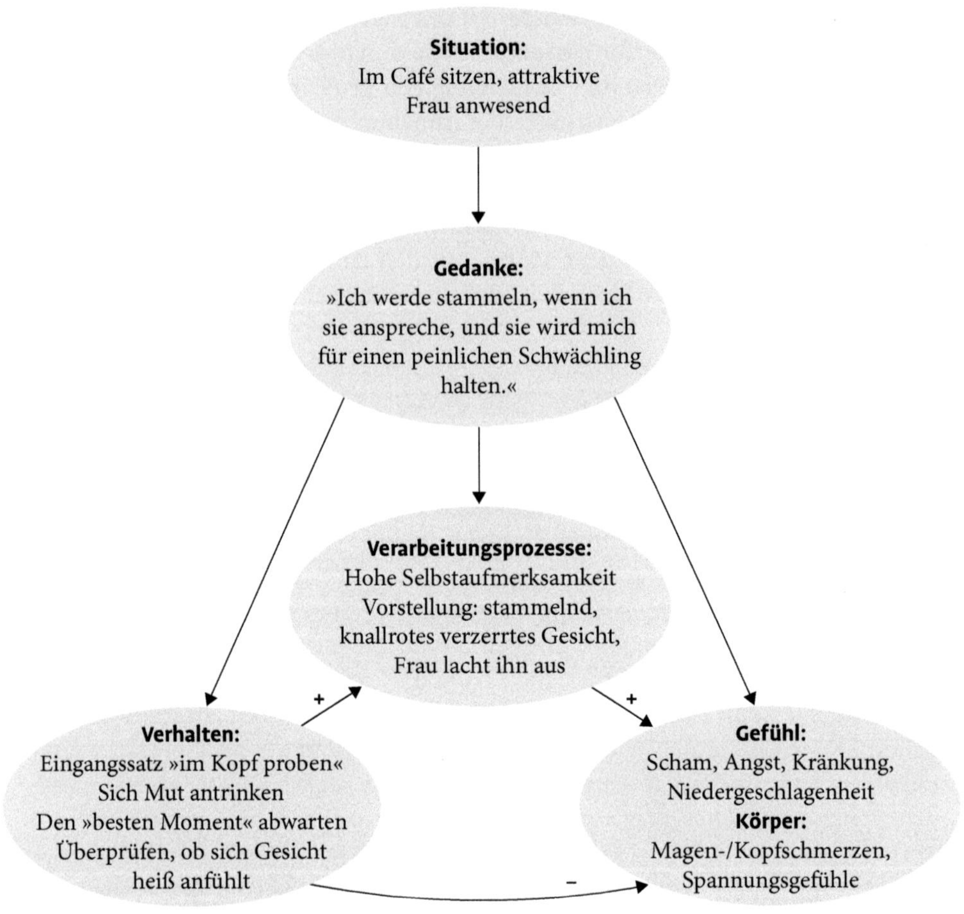

Abbildung 6.4 Störungsmodell zu dem Fallbeispiel (s. Kasten)

6.3 Ergänzung des Störungsmodells: Motivationale Schemata und Erinnerungen

Eine wichtige Frage, die oftmals in der Therapie auftritt, ist die Frage, warum eine Person ein solches Muster entwickelt. Wie schon in Abschn. 2.7 verdeutlicht, ist das hier dargestellte Modell zwar auf die aktuellen, auftrechterhaltenden Faktoren ausgerichtet. Als eine wichtige Ergänzung sind an dieser Stelle jedoch auch vergangene Erfahrungen zu nennen, die die Entwicklung von Erlebnismustern durch motivationale Schemata prägen. Wie in Abschn. 2.5 dargestellt, sind frühere Erfahrungen von Ablehnung und Gehänseltwerden bei vielen Betroffenen Ausgangspunkt für die Erwartung, von anderen abgewertet zu werden. Es bildet sich hierdurch die Motivation, weitere Erlebnisse von Unzulänglichkeit und Abwertung zu vermeiden (Vermeidungsmotivation; Grawe, 1998). Diese Vermeidungsmotivation beherrscht das Erleben, indem Angst aktiviert und die Aufmerksamkeit auf potenzielle Gefahrenreize ausgerichtet wird, und Sicherheitsstrategien sowie Vermeidungsverhalten eingeschlagen werden.

In der Therapie sollte daher nach der Ableitung eines Störungsmodells auch eine Erklärung gegeben werden, welche Motive bei der Entwicklung des problematischen Erlebnismusters von Bedeutung sein könnten. Die Therapeutin kann hierbei auf unterschiedliche Quellen zurückgreifen:

- Theorie und Forschung zu störungsspezifischen motivationalen Schemata
- Biographische Informationen (Erziehung, Traumata, prägende Lebenserfahrungen etc.)
- Spontane, explizite Formulierung von Motiven im therapeutischen Kontakt (»Für mich ist ... wichtig«)
- Interpretation des Interaktionsverhalten der Patientin in der Therapiesituation
- Gezielte Exploration von Zielen und Werten
- Fragebögen (FAMOS, Grosse Holforth & Grawe, 2002).

6

Als ein störungsspezifisches Motiv bei sozialer Angststörung ist vor allem die Vermeidung von Erniedrigung, Blamage und Abwertung zu nennen. Es sollte jedoch darauf geachtet werden, dass individuelle Motive vorrangig aufgegriffen werden sollten. Anregungen für die Formulierung von motivationalen Schemata lassen sich auch aus den Skalen zu Annäherungs- und Vermeidungszielen des FAMOS-Fragebogens (s. Tab. 6.1) ableiten.

Tabelle 6.1 Annäherungs- und Vermeidungsziele (Motive) aus dem Fragebogen zur Analyse motivationaler Schemata (FAMOS; Grosse Holforth & Grawe, 2002)

Vermeidungsmotive	Annäherungsmotive
▶ Alleinsein / Trennung	▶ Intimität / Bindung
▶ Geringschätzung	▶ Geselligkeit
▶ Erniedrigung / Blamage	▶ Anderen helfen
▶ Vorwürfe / Kritik	▶ Hilfe bekommen
▶ Abhängigkeit / Autonomieverlust	▶ Anerkennung / Wertschätzung
▶ Spannungen mit anderen	▶ Überlegen sein / Imponieren
▶ Sich verletzbar machen	▶ Autonomie
▶ Hilflosigkeit / Ohnmacht	▶ Leistung
▶ Versagen	▶ Kontrolle haben
	▶ Bildung / Verstehen
	▶ Glauben / Sinn
	▶ Das Leben auskosten
	▶ Selbstvertrauen / Selbstwert
	▶ Selbstbelohnung

Frühe Erfahrungen beeinflussen nicht nur durch die Herausbildung von motivationalen Schemata die Entwicklung von sozialen Angststörungen. Wie in Abschn. 2.5.2 beschrieben, können belastende Erfahrungen auch zu intrusiven Erinnerungen führen, die bis in die Gegenwart hinein das Erleben beeinflussen. Insbesondere Erlebnisse von Demütigung, Ausgelacht- oder Gehänseltwerden können als »eingefrorene« Gedächtnisinhalte zu Formen von Wiedererleben führen, die denen von Posttraumatischer Belastungsstörung ähneln.

Sollten solche traumatischen Erlebnisse in der Exploration der Biographie deutlich werden, so können auch diese, ebenso wie Vermeidungsmotive, in das Störungsmodell aufgenommen werden (s. Abb. 6.5).

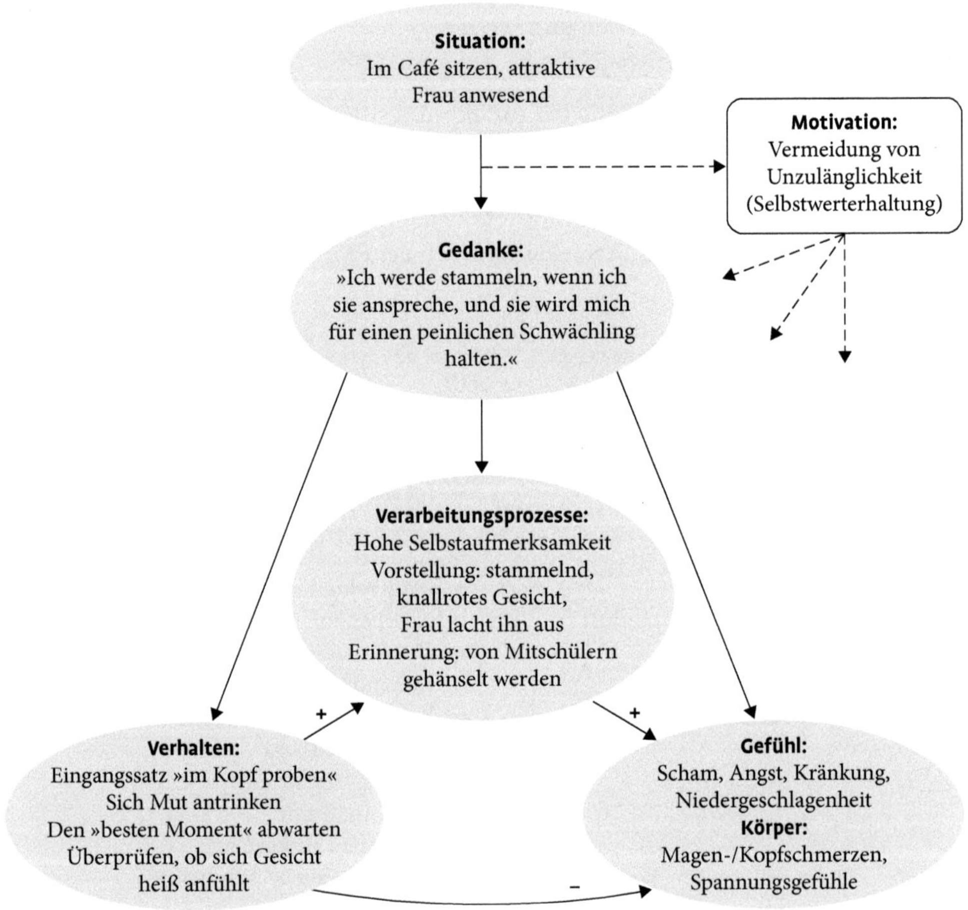

Abbildung 6.5 Störungsmodell, ergänzt um Vermeidungsmotiv und Erinnerungen, bezogen auf das Fallbeispiel (s. Kasten)

6.4 Positiv-Modell

Für den weiteren Therapieverlauf ist von großer Bedeutung, dass Patient:innen aus der Vermeidungsmotivation in Annäherungsmotive übergehen (Grawe, 1998). Diese Umorientierung hin zu den angestrebten Zielen, Werten und Bedürfnissen hilft ihnen, sich mit den Anforderungen einer Therapie zu konfrontieren, die zunächst mit negative Gefühlen wie Angst, Scham oder Frustration verbunden sind. Annäherungsmotive sind eine wichtige Grundlage für Veränderungsprozesse und sollten daher ebenso explizit herausgearbeitet werden. Darüber hinaus ist es für die Therapie hilfreich, auch konkretere Vorstellungen zu entwickeln, wie das angestrebte Erleben und Verhalten aussehen könnte. Eine konkrete Definition von »positiven«, d. h. adaptiven, Reaktionen in einer Situation, die die negativen Reaktionsmuster ersetzen sollten, wird Positiv-Modell genannt.

Naturgemäß fällt Patient:innen der Zugang zu konkreten Vorstellungen, wie »man sein möchte«, nicht so leicht; als ein vorrangiges Ziel wird häufig die Verringerung von Angst genannt. Es ist deshalb wichtig, anhand der konkreten Situation, die zur Ableitung des Störungsmodells verwendet wurde, die positiven Dimensionen der einzelnen Komponenten zu definieren. Als Ausgangspunkt eignet sich hierfür vor allem die Annäherungsmotivation; sie bestimmt die Bewertung einer Situation, beeinflusst die Gefühle und richtet die Verarbeitungsprozesse und das Verhalten in einer Situation aus. Die Ausgangsfrage ist hierbei, was in der Beispielsituation des Störungsmodells eigentlich wichtig wäre, wenn die Vermeidung von negativer Bewertung, Peinlichkeit oder Blamage nicht mehr die oberste Priorität hätte.

Aus der veränderten Bewertungsperspektive heraus ist es dann auch leichter, Gedanken und Gefühle zu formulieren, die zu dieser Motivation passen würden. Neben dem angestrebten Verhalten sollten auch die Verarbeitungsprozesse benannt werden, die für die Umsetzung der Motivation förderlich sind. Dies ist für die meisten Patient:innen jedoch eine schwere Aufgabe; deshalb ist hier die Unterstützung durch die Therapeutin notwendig, die aus klinisch-psychologischem Wissen über adaptive Verarbeitungsprozesse wie auch aus der Logik der störungsbezogenen Verarbeitungsprozessen heraus Vorschläge formulieren kann. Abbildung 6.6 gibt exemplarisch wieder, wie ein solches Positiv-Modell für das Fallbeispiel aussehen könnte. Ähnlich wie bei dem Störungsmodell dient das Positivmodell lediglich als eine Orientierungshilfe. Die individuelle Bedeutsamkeit der formulierten Dimensionen ist jedoch hierbei das wichtigste Kriterium.

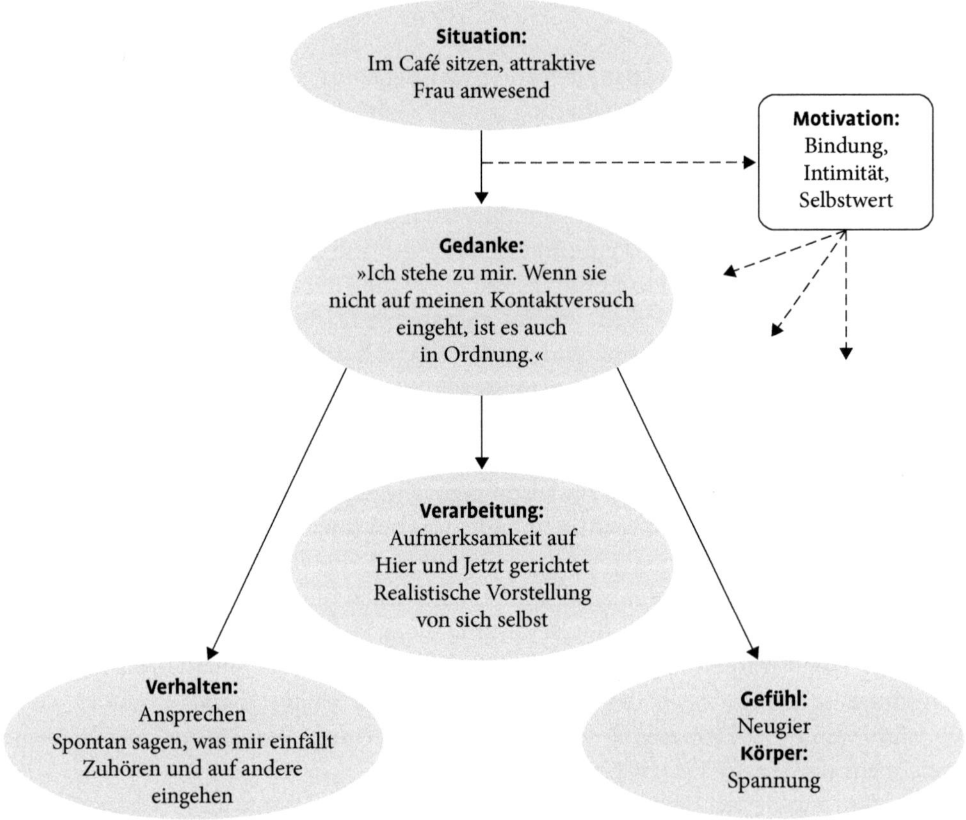

Abbildung 6.6 Positivmodell, bezogen auf das Fallbeispiel (s. Kasten)

6.5 Erfassung von Veränderungsprozessen durch Selbstbeobachtung

Aufgrund der Definition von Störungs- und Positivmodell ergibt sich die Notwendigkeit, die hypothetischen Dimensionen anhand der Erfahrungen im Lebensalltag zu überprüfen. Wie in Abschn. 3.5 dargestellt, bietet eine wöchentliche Einschätzung der Dimensionen in Form des Wochenprotokolls eine gute Übersicht.

Allerdings ist eine intensivere, hochfrequente Selbstbeobachtung anhand von Eingaben in Handys und dynamischen Netzwerkanalysen wesentlich besser geeignet, Ansatzpunkte für Interventionen aufzuzeigen, um Veränderungsprozesse in Gang zu setzen.

Durch die Einbeziehung der unterschiedlichen Komponenten des Positivmodells wird eine Erweiterung der Selbstbeobachtung auf positive Dimensionen möglich, so dass Patient:innen auf bipolaren Skalen Einschätzungen vornehmen können. Auf diese Weise wird erfasst, wie sehr ein Patient sich von dem ungünstigen, problematischen Muster hin zu einem günstigen, positiven Muster entwickelt. Aufbauend auf den konkreten Dimensionen des Störungs- und Positivmodells, wird ein individualisiertes

Selbstbeobachtungsprotokoll abgeleitet, das diese Dimensionen bipolar erfasst (s. Beispiel im Kasten; **AB 4**).

Beispiel für ein Selbstbeobachtungsprotokoll zur Erfassung von Veränderungsprozessen, abgeleitet aus Störungs- und Positivmodell

Problemsituation: Im Café sitzen, attraktive Frau

	–100	+100
1. Gedanke	Wie ein peinlicher Schwächling	So wie ich bin, ist es in Ordnung
2. Gefühl	Scham	Neugier
3. Körperempfindung	Schmerzen	Positive Spannung
4. Verhalten	Sicherheitsverhalten / Vermeidung	Annäherung/ Kommunikation
5. Verarbeitung	Selbstaufmerksamkeit	Aufmerksamkeit auf Gesprächspartner gerichtet
6. Motivation	Vermeidung von Abwertung	Bindung, Intimität

Durch tägliches Ausfüllen des Selbstbeobachtungsprotokolls wird es möglich, zu verfolgen, ob die therapeutischen Interventionen auch tatsächlich zu den angestrebten Veränderungsprozessen führen. Gleichzeitig wird durch die explizite Einbeziehung der positiven Dimensionen die Konzentration auf die persönlichen Ziele der Therapie und damit die Veränderungsmotivation gefördert. Die graphische Darstellung der Verlaufsdaten ist eine wichtige Information, die zu Beginn der Therapiesitzungen Rückmeldung darüber gibt, ob Veränderungsprozesse in Gang gesetzt wurden. Dabei empfiehlt es sich, max. 2–3 Dimensionen auszuwählen, die für die aktuelle Therapiephase besonders wichtig sind (s. Abschn. 7.5, 8.6).

7 Phase 2: Veränderung von Verarbeitungsprozessen

In dieser Phase der Therapie zielen die Interventionen darauf ab, solche kognitiven Verarbeitungsprozesse – also Selbstaufmerksamkeit, Sicherheitsverhalten und verzerrte Vorstellungen zur Wirkung auf andere – zu verändern, die zur Aufrechterhaltung der Überzeugung beitragen, peinlich zu wirken. Auch in dieser Therapiephase wird nicht eine psychoedukative Didaktik eingesetzt, sondern im Sinne von geleitetem Entdecken Experimente durchgeführt, die darauf abzielen, die Auswirkungen unterschiedlicher Aspekte der Verarbeitung auf das Erleben von Gefühlen und negative Überzeugungen zu überprüfen. Solche Experimente werden Verarbeitungsexperimente genannt, im Gegensatz zu Verhaltensexperimenten, in denen durch unterschiedliche Verhaltensweisen die Auswirkungen auf soziale Bewertungen und Interaktionen überprüft werden (eine Einführung in Verarbeitungs- und Verhaltensexperimente bei unterschiedlichen Störungen gibt Stangier, 2023). Zusätzlich zu Verarbeitungsexperimenten, Aufmerksamkeitstraining und Videofeedback wird hier auch Imagery rescripting beschrieben, das auf die Veränderung der Bewertung von Erinnerungen an belastende frühere Erfahrungen abzielt.

7.1 Verarbeitungsexperiment zu Selbstaufmerksamkeit und Sicherheitsverhalten

Das Verarbeitungsexperiment knüpft an die nach Ableitung des Störungsmodells gemachten Ankündigung (s. Abschn. 6.2) an, die Wirkung von Selbstaufmerksamkeit und Sicherheitsverhalten in einem Experiment zu prüfen. Der Rahmen für das Experiment liefert die Simulation einer Alltagssituation, in der die Patientin ausprobieren kann, wie sich eine hohe vs. niedrige Selbstaufmerksamkeit und ausgeprägtes vs. unterlassenes Sicherheitsverhalten auf das Erleben auswirken. Ziel ist es, Patient:innen die Möglichkeit zu bieten, durch eigene Erfahrung zu beurteilen, ob Selbstaufmerksamkeit und Sicherheitsverhalten Angst verstärken oder verringern. Dabei werden auch quantitative Einschätzungen des eigenen Befindens eingeholt, um die Unterschiede zu verdeutlichen.

(1) Planung vor der Sitzung:
Um die Situation alltagsnah zu gestalten, sollte hierzu eine unbekannte dritte Person hinzugezogen werden, soweit dies organisatorisch möglich ist.

Da für das Experiment ein oder mehrere Interaktionspartner benötigt werden ist es wichtig, sich im Vorfeld darum zu kümmern. In Kliniken, größeren Einrichtungen oder in Praxisgemeinschaften können eventuell Mitarbeiter um Unterstützung gebeten werden. Auch Praktikant:innen können als Interaktionspartner dienen.

Je nach Problemschwerpunkt der Patientin kann z. B. ein kurzer Vortrag oder eine Unterhaltung den Rahmen bilden. Besteht vor allem die Befürchtung, beim Trinken zu zittern, können ggf. auch Gläser mit Wasser als Requisiten eingebaut werden. Die Durchführung sollte jedoch nicht einer Theaterinszenierung gleichen, sondern den Schwerpunkt eher auf ein spielerisches Ausprobieren legen.

Schließlich ist es wichtig, technische Vorkehrungen zu treffen, dass das Experiment auf Video aufgenommen werden kann, um die Aufnahme in der nachfolgenden Therapiesitzung für Videofeedback verwenden zu können. Aus datenschutzrechtlichen Gründen kann die Aufnahme nur auf dem Handy des Patienten oder auf einem Handy gespeichert werden, dass für therapeutische Zwecke von der Therapeutin und nicht privat oder von Dritten verwendet wird.

Vorbereitung der Interaktionspartner (»Komparse«) in der Therapie

Es ist bei der Auswahl von Interaktionspartnern wichtig, dass sie nicht durch spezifische Vorinformationen (z. B. Diagnose oder spezifische Befürchtungen) in ihrem Verhalten beeinflusst werden, um auch für die Patientin glaubwürdig zu sein. Deshalb sollte auch nur mitgeteilt werden, dass es um die Mitwirkung an einem therapeutischen »Rollenspiel« geht, das helfen soll, die eine soziale Alltagssituation herzustellen, aber der genaue Zweck nicht mitgeteilt werden kann, um eine Unbefangenheit in der Situation zu erhalten.

Soweit es sich um psychologisch geschulte Personen handelt, sollte professionelles Verhalten nur dann gezeigt werden, wenn es Teil der Rolle ist. Ansonsten sollte die Person sich ganz »normal« verhalten und so reagieren, wie sie es im normalen Kontakt mit einem anderen Menschen auch tun würden. Ein Vorteil beim Einsatz von naiven Komparsinnen liegt auch darin, dass im Anschluss an die »Rollenspiele« ein Feedback von objektiven Beobachtern eingeholt werden kann. Selbstverständlich unterliegen die Helfer:innen auch der Schweigepflicht und müssen die Aufklärung hierüber vor dem Rollenspiel bestätigen.

Die inhaltliche Vorbereitung umfasst zum einen Überlegungen zu den Instruktionen zu den beiden Rollenspielen. Im ersten Rollenspiel soll neben einer verstärkten Selbstaufmerksamkeit auch Sicherheitsverhalten gezeigt werden. Dabei hat sich bewährt, zwei Arten von Sicherheitsverhalten auszuwählen: (1) »Behaviorales« Sicherheitsverhalten, dass sich im sichtbaren Handeln zeigt (z. B. Veränderungen im Sprechen, Bewegungen,

Blickkontakt), (2) »Kognitives« Sicherheitsverhalten, das sich auf verdeckte Formen von Strategien bezieht (z. B. vorher überlegen, was man sagt; besonders kompetente Sätze sagen). Der Grund hierfür liegt in den unterschiedlichen Auswirkungen, die behaviorale und kognitive Sicherheitsstrategien haben: Während die ungünstige Wirkung behavioraler Strategien im Videofeedback besonders deutlich hervortreten, beeinträchtigen kognitive Strategien in der Regel die Aufmerksamkeit besonders stark und wirken unmittelbar auf das Erleben.

Neben Vorüberlegungen zu den Instruktionen sollte auch vor dem Verarbeitungsexperiment festgelegt werden, welche Einschätzungen danach eingeholt werden. Neben der Überprüfung, wie stark Aufmerksamkeit und Sicherheitsverhalten in den beiden Durchgängen tatsächlich geändert wurden, sollte jeweils das Ausmaß an Angst bzw. Anspannung sowie die vermeintlich ungünstige Wirkung auf die Interaktionspartnerin eingeschätzt werden. Zusätzlich kann bei Befürchtungen, die sich auf sichtbare Körpersymptome beziehen, das Ausmaß der Sichtbarkeit eingeschätzt werden.

Für die Vorbereitung kann auch **AB 10** verwendet werden, das die für die Vorbereitung erforderlichen Informationen zusammenfasst. Auf **AB 12** sind darüber hinaus auch einige Beispiele aufgeführt, die Anregungen für die Gestaltung des Verarbeitungsexperimentes geben.

(2) Vorbereitung der Patientin auf das Verarbeitungsexperiment in der Sitzung

Zu Beginn der Sitzung, nach der Besprechung der Hausaufgaben, knüpft der Therapeut an den Ergebnissen der Modellableitung an und fasst die wesentlichen Inhalte zusammen. Dabei geht er auch auf die Wirkung von Sicherheitsverhalten und Selbstaufmerksamkeit auf die Angst ein und schlägt vor, mehr darüber in dem bereits angekündigten Experiment herauszufinden. Der Ablauf wird wie ein Rollenspiel dargestellt: Ziel ist es, in einer simulierten Situation einmal auszuprobieren, wie sich viel oder wenig Selbstaufmerksamkeit oder Sicherheitsverhalten auswirken.

Sollte eine Komparsin an dem Verarbeitungsexperiment teilnehmen, wird auch diese kurz angekündigt; dabei sollten einerseits nur die nötigsten Informationen zum beruflichen Hintergrund vermittelt werden, andererseits aber hervorgehoben werden, dass die Person keine Vorinformationen zum Problem der Patientin erhalten hat und somit »naiv« in das Rollenspiel geht.

(3) Erster Durchgang des Verarbeitungsexperimentes

Vor dem »Rollenspiel« gibt die Therapeutin die Instruktion, in der nachfolgenden Simulation einmal auszuprobieren, eine möglichst starke Selbstaufmerksamkeit und ausgeprägtes Sicherheitsverhalten zu zeigen. Anschließend holt sie die Komparsin in den Therapieraum, stellt sie und die Patientin jeweils vor, und erklärt beiden den Rahmen des nachfolgenden Rollenspiels. Dies sollte nicht mehr als 4–5 Min. dauern. Die Therapeutin bleibt im Hintergrund und beobachtet die Interaktion.

Instruktionen zum ersten Durchgang

T: »Zunächst sollten wir prüfen, wie es sich auf Ihre Angst auswirkt, wenn Sie Ihre Selbstaufmerksamkeit und Sicherheitsverhalten verstärken. Bitte versuchen Sie deshalb,

- Ihre Aufmerksamkeit so stark wie möglich auf sich selbst zu konzentrieren, d. h. auf Ihre Gedanken, Gefühle oder Vorstellungen, wie Sie auf andere wirken (konkretisieren) und
- Ihr Sicherheitsverhalten … (zwei konkrete Verhaltensweisen ansprechen) zu verstärken.«

(4) Einschätzungen nach dem ersten Durchgang

Nach jedem Rollenspiel werden die ausgewählten Dimensionen vom Patienten eingeschätzt:

- Selbstaufmerksamkeit
- Sicherheitsverhalten
- Intensität der Angst
- sichtbare Auswirkungen der Angst: soziales Erscheinungsbild
- ggf. sichtbare Angstsymptome

Bewährt haben sich Einschätzungen auf elfstufigen Skalen (mit 0 = eingeschätztes Element überhaupt nicht vorhanden bis 10 = eingeschätztes Element vollständig vorhanden). Die Beurteilungen der Patient:innen werden unkommentiert zu jeder Dimension auf ein Protokollblatt (s. **AB 10**) eingetragen. Tabelle 7.1 veranschaulicht beispielhaft, wie die Ergebnisse des Rollenspiels so protokolliert werden, dass ein abschließender Vergleich mit den Ergebnissen der nachfolgenden Rollenspiele möglich wird.

(5) Zweiter Durchgang des Verarbeitungsexperimentes

Anschließend folgt ein zweiter Durchgang mit der Instruktion, die Aufmerksamkeit nun anders als gewohnt nach außen zu richten und das Sicherheitsverhalten zu unterlassen. Manche Patient:innen benötigen hier zuvor Hilfestellung und Anregungen, wie sie das umsetzen können. Es ist sinnvoll, die Aufmerksamkeit auf den *Inhalt des Gesprächs* zu richten und den Komparsen dabei anzuschauen. Die Patientin soll jedoch nicht die Verantwortung dafür übernehmen, wie das Gespräch verläuft, sondern »einfach sagen, was ihr durch den Kopf geht«. Auch konkrete Alternativen zu bisherigem Sicherheitsverhalten können angesprochen werden (z. B. spontan verhalten). Bevor der Komparse zum zweiten Durchgang hereingebeten wird, fasst die Therapeutin noch einmal kurz die Instruktionen zusammen.

Instruktionen zum zweiten Durchgang

T: »Jetzt wollen wir untersuchen, wie es sich auf Ihre Angst auswirkt, wenn Sie Ihre Aufmerksamkeit stärker nach außen richten und Ihr Sicherheitsverhalten so weit wie möglich weglassen. Bitte versuchen Sie deshalb,

- Ihre Aufmerksamkeit so stark wie möglich auf die Situation zu konzentrieren, d. h. auf ... (konkretisieren) und
- Ihr Sicherheitsverhalten abzubauen und ... (konkrete Verhaltensweisen vorschlagen, die gezeigt werden sollten).«

(6) Einschätzungen nach dem zweiten Durchgang

Nach dem zweiten Durchgang wird die Komparsin verabschiedet; dabei kann sie gebeten werden, ggf. noch zu einer Nachbefragung zum Ablauf des Rollenspiels zur Verfügung zu stehen. Im Anschluss wird erneut, wie beim ersten Durchgang, erfasst, wie sehr die Patientin, trotz gegenläufiger Instruktion, Sicherheitsverhalten eingesetzt hat und die Aufmerksamkeit nach innen gelenkt hat, und es werden Angst, soziale Wirkung und ggf. Angstsymptome eingeschätzt.

Tabelle 7.1 Beispiel für ein Protokoll des Rollenspiels zu Selbstaufmerksamkeit und Sicherheitsverhalten

	1. Durchgang	2. Durchgang
Selbstaufmerksamkeit	7	4
Sicherheitsverhalten: von unangenehmen Themen ablenken; Hitzewallungen im Gesicht unterdrücken	8	5
Anspannung	8	6
Negative Wirkung (inkompetent)	8	5
Erröten Intensität	5	2
Erröten sichtbar?	Ja	Nein
Wie gut war die Unterhaltung?	3	5

(7) Vergleich, Schlussfolgerungen und Hausaufgabe

In der Regel verdeutlicht die Auswertung zwei zentrale Aspekte des kognitiven Modells, die Steigerung der Angst durch Selbstaufmerksamkeit und Sicherheitsverhalten. Dieses Ergebnis sollte der Therapeut zum Abschluss des Verarbeitungsexperiments noch einmal hervorheben, allerdings als vorläufigen Befund.

Zusammenfassung der Ergebnisse

T: »Sicherheitsverhalten hilft offenkundig nicht (oder ist gar kontraproduktiv), die Angst zu reduzieren. Zusätzlich scheint eine hohe Selbstaufmerksamkeit Angst zu verstärken. Ob dieser Zusammenhang wirklich bedeutsam ist, sollten Sie im Alltag einmal gezielt in Situationen überprüfen.
Wenn Sie stärkere Angst erleben, vermuten Sie auch, ängstlicher zu wirken, und bei geringer Angst schätzen Sie die Wirkung auf andere als weniger ängstlich ein. Offenbar schließen Sie aus einem Gefühl von Angst darauf, auf andere auch wirklich ängstlich zu wirken.«

Falls mit der stärkeren Angst auch eine negativere Einschätzung der sozialen Wirkung einhergeht, dann dies in zweierlei Hinsicht aufgegriffen werden. Zum einen kann die Therapeutin darauf hinweisen, dass eine bessere Möglichkeit zur Beurteilung durch das Videofeedback in der darauffolgenden Sitzung möglich sei. Erst mit Hilfe der Videoaufnahmen ist das objektive Erscheinungsbild feststellbar. Zum anderen kann die Therapeutin mit der Patientin Fragen aufsetzen, die dem Komparsen zur Beantwortung zugesandt werden können. Um die Validität der Rückmeldung zu erhöhen, ist es wichtig, in die Fragen möglichst wenig Anhaltspunkte zu der spezifischen Problematik der Patientin aufzunehmen. So können z. B. mehrere, auch irrelevante Aspekte als Distraktoren aufgenommen werden. Oder es werden offene Fragen formuliert, z. B. welchen Eindruck der Patient im Gespräch machte.

Den Abschluss der Sitzung bildet die Hausaufgabe, so oft wie möglich bislang vermiedene, zunächst moderat angstauslösende Situationen aufzusuchen, um mit Selbstaufmerksamkeit und Sicherheitsverhalten zu experimentieren. Dabei kann zusätzlich zum Fragebogen zu Veränderungsprozessen, der kontinuierlich die einzelnen Komponenten des Modells im Alltag *retrospektiv* erfasst, das Tagebuch zu Verhaltensexperimenten (s. **AB 5**) *prospektiv* eingesetzt werden, um die Ergebnisse von geplanten Verarbeitungs- bzw. Verhaltensexperimenten zu erfassen.

(8) Umgang mit Problemen und Varianten

- Ein mögliches Ergebnis der beiden Durchgänge könnte sein, dass es keine Unterschiede zwischen den beiden Durchgängen hinsichtlich Selbstaufmerksamkeit und Sicherheitsverhalten, und demzufolge auch häufig bezüglich der Angst bzw. Anspannung gibt. In diesem Fall ist ein Aufmerksamkeitstraining einzufügen, das die Fähigkeit zur Ausrichtung der Aufmerksamkeit nach außen verbessert.
- Mitunter führen Patient:innen eine Angstminderung im zweiten Durchgang oft nicht allein auf die Reduktion des Sicherheitsverhaltens, sondern (zurecht) auch auf Gewöhnung zurück; dies kann jedoch mit einer Unterbewertung der Bedeutung des Sicherheitsverhaltens einhergehen. Deshalb ermöglicht der dritte Durchgang im Sinne eines ABA-Einzelfalldesigns, zu überprüfen, ob mit einer erneuten Umkehr des Sicherheitsverhaltens auch die Angst wieder ansteigt, obwohl die Gewöhnung eine weitere Abnahme nahelegt. In der Regel führt erhöhte Selbstaufmerksamkeit und Si-

cherheitsverhalten im dritten Rollenspiel wieder zu stärkerer Anspannung, sodass sowohl Gewöhnung als auch der Einfluss von Selbstaufmerksamkeit und Sicherheitsverhalten festgestellt werden können.

- Der Patient erlebt zu geringe oder keine Angst. Eine mögliche Ursache ist, dass entweder die Situation ungünstig ausgewählt wurde oder aber die individuell relevanten angstauslösenden Überzeugungen oder Sicherheitsverhalten noch nicht erkannt wurden. Aufmerksamkeitsprozesse und Sicherheitsverhalten sind automatisiert und daher dem Bewusstsein schwer zugänglich. Die Situation kann zum Anlass genommen werden, solche Prozesse zu explorieren.
- Zu intensive Angst, insbes. im ersten Durchgang, kann dazu führen, dass die Patientin vollständig blockiert ist. In diesem Fall unterbricht der Therapeut das Rollenspiel, bittet die Komparsin vor die Tür, und bespricht mit der Patientin die Situation. Wichtig ist auch hierbei, nicht nur nach der Angst, sondern auch nach der Selbstaufmerksamkeit und dem Sicherheitsverhalten zu fragen. Wenn möglich, sollten trotz des Abbruchs die Einschätzungen hierfür eingeholt werden, und die Patientin ermutigt werden, einen zweiten Durchgang, aber mit veränderter Einstellung (außengerichtete Aufmerksamkeit, Unterlassen von Sicherheitsverhalten) zu versuchen. Dadurch wird deutlich, dass die Blockade im ersten Durchgang als extreme Ausprägung der sonstigen Anspannung interpretiert werden kann und deshalb ähnliche Schlussfolgerungen wie ein durchgestandener Durchgang hat.

7.2 Aufmerksamkeitstraining

Ein Aufmerksamkeitstraining ist dann sinnvoll, wenn der Patient Schwierigkeiten hat, die automatisierte Selbstaufmerksamkeit zu verändern. Dies sollte nicht alleine an den Ergebnissen des Verarbeitungsexperimentes fest gemacht werden; es sollte auch dann in Erwägung gezogen werden, wenn die Umsetzung in den Alltag unbefriedigend bleibt. Ein Aufmerksamkeitstraining zielt darauf ab, sich der Ausrichtung der Aufmerksamkeit bewusst zu werden und diese prinzipiell lenken zu können. Dabei ist hilfreich, schrittweise vorzugehen, indem zunächst die Aufmerksamkeit auf Sinneseindrücke (z. B. Geräusche) gelenkt wird, dann der Wechsel zwischen Außen und innen eingeübt wird, und schließlich die Aufmerksamkeitslenkung in unproblematischen sozialen Situationen trainiert wird.

Da die Aufmerksamkeitsübungen leichter mit geschlossenen Augen durchgeführt werden können, andererseits aber das Gefühl, beobachtet zu werden, zu Anspannung führen kann, sollte die Therapeutin darauf hinweisen, dass sie parallel die Übung selbst auch durchführt. Für den Patienten ist es zudem einfacher, wenn die Therapeutin nicht frontal gegenübersitzt, sondern seitlich.

Das Aufmerksamkeitstraining besteht aus 3 Übungen, die aufeinander aufbauen:

(1) Aufmerksamkeit auf Geräusche richten
(2) mit Aufmerksamkeit zwischen innen und außen wechseln
(3) Aufmerksamkeit auf neutrale soziale Situation lenken

Die erste Übung benutzt Geräusche, um die Aufmerksamkeit nach außen zu fokussieren (s. Übung im Kasten). Dies fällt Patient:innen in der Regel nicht schwer und ist ein guter Einstieg, um zu verdeutlichen, wie Aufmerksamkeit nach außen gelenkt werden kann. Es ist wichtig, im Anschluss auch danach zu fragen, wie gut die Aufmerksamkeit nach außen gerichtet werden konnte (in Prozent).

Übung • Aufmerksamkeitsübung: Konzentration auf Geräusche

Schließen Sie die Augen.

Richten Sie Ihre Aufmerksamkeit auf Geräusche (ca. 20 Sek. Pause).

Versuchen Sie zunächst, Geräusche im Raum wahrzunehmen... (ca. 10 Sek. Pause); und dann Geräusche von draußen (ca. 20 Sek. Pause).

Als nächste versuchen Sie, so viele Geräusche wie möglich wahrzunehmen. Zählen Sie, wie viele Geräusche Sie unterscheiden können (ca. 20 Sek. Pause).

Nun versuchen Sie, alle Geräusche gleichzeitig wahrzunehmen. Gehen Sie ganz in Geräuschen auf (ca. 20 Sek. Pause).

Öffnen Sie nun wieder die Augen.

Die zweite Übung baut auf der ersten auf, indem anschließend Instruktionen zur Wahrnehmung von Gedanken, Gefühlen und Körperempfindungen eingefügt werden. Anschließend wird die Aufmerksamkeit erneut nach außen, auf Geräusche, gerichtet. In der Nachbesprechung wird erneut das jeweilige Ausmaß an Aufmerksamkeitsausrichtung eingeschätzt (in % außen, innen, außen). Darüber hinaus wird auch erörtert, welche Ausrichtung angenehmer ist; in der Regel ist dies die außen gerichtete Aufmerksamkeit.

Übung • Aufmerksamkeitsübung: Wechsel zwischen innen und außen

Schließen Sie die Augen.

Richten Sie Ihre Aufmerksamkeit auf Geräusche (ca. 20 Sek. Pause).

Versuchen Sie zunächst, Geräusche im Raum wahrzunehmen ... (ca. 10 Sek. Pause) und dann Geräusche von draußen (ca. 20 Sek. Pause).

Als nächstes versuchen Sie, so viele Geräusche wie möglich wahrzunehmen. Zählen Sie, wie viele Geräusche Sie unterscheiden können (ca. 20 Sek. Pause).

Nun versuchen Sie, alle Geräusche gleichzeitig wahrzunehmen. Gehen Sie ganz in Geräuschen auf (ca. 20 Sek. Pause).

Konzentrieren Sie nun Ihre Aufmerksamkeit auf Gedanken. Welche Gedanken gehen Ihnen durch den Kopf (ca. 10 Sek. Pause)? Versuchen Sie nicht, in die Gedanken hineinzugehen, sondern versuchen Sie, diese lediglich zu beobachten. Welche

Überschrift oder auch Aufkleber würden Sie dem Gedanken geben (ca. 20 Sek. Pause)?

Richten Sie nun Ihre Aufmerksamkeit auf Ihr Gefühl oder Ihre Gefühle. Geben Sie dem Gefühl oder den Gefühlen Namen (ca. 10 Sek. Pause). Versuchen Sie, nicht in die Gefühle einzutauchen, sondern versuchen Sie wieder, diese von außen zu betrachten (ca. 20 Sek. Pause).

Konzentrieren Sie sich nun auf Körperempfindungen. Nehmen Sie die Empfindungen wahr, ohne diese zu bewerten (ca. 10 Sek. Pause). Was immer Sie auch empfinden, es ist in Ordnung. Lassen Sie lediglich die Aufmerksamkeit durch den Körper wandern (ca. 20 Sek. Pause).

Richten Sie nun Ihre Aufmerksamkeit wieder auf Geräusche (ca. 20 Sek. Pause).

Versuchen Sie zunächst, Geräusche im Raum wahrzunehmen … (ca. 10 Sek. Pause) und dann Geräusche von draußen (ca. 20 Sek. Pause).

Als nächstes versuchen Sie, so viele Geräusche wie möglich wahrzunehmen. Zählen Sie, wie viele Geräusche Sie unterscheiden können (ca. 20 Sek. Pause).

Nun versuchen Sie, alle Geräusche gleichzeitig wahrzunehmen. Gehen Sie ganz in Geräuschen auf (ca. 20 Sek. Pause).

Öffnen Sie nun wieder die Augen.

Die dritte Aufmerksamkeitsübung ist auf eine soziale Anforderung bezogen: Die Patientin soll sich auf den Inhalt einer Geschichte bzw. eines Textes konzentrieren, die die Therapeutin vorliest. Es kann sich hierbei um eine etwa 10-minütige Geschichte (z. B. eine Fabel oder einen Sachtext, z. B. eine Nachricht) handeln, die in sich abgeschlossen ist. Dabei wird im Verlauf der Geschichte die Aufmerksamkeitsausrichtung zweimal gewechselt: Zunächst wird die Patientin instruiert, sich ganz auf die Geschichte zu konzentrieren. Nach ca. 3–4 Minuten gibt die Therapeutin ein vorher verabredetes Zeichen (z. B. einmal auf den Tisch klopfen), um die Aufmerksamkeit dann gleichzeitig auf innere Gedanken und Gefühle sowie auf die Geschichte zu richten (geteilte Aufmerksamkeit). Nach einem erneuten Zeichen (z. B. zweimal klopfen) wird wieder die Aufmerksamkeit ganz auf die Geschichte gerichtet. In der Nachbesprechung wird wieder gefragt, in welchem Ausmaß, angegeben in Prozent, die Aufmerksamkeit nach außen gerichtet wurde. Zusätzlich bittet die Therapeutin die Patientin, die Geschichte nachzuerzählen. Soweit die Patientin im zweiten Teil die Aufmerksamkeit nach innen gerichtet hat, fehlen hier Erinnerungen an die Inhalte. Dies kann zum Anlass genommen werden, um deutlich zu machen, dass die Wahrnehmung des realen Geschehens bei einer innengerichteten Aufmerksamkeit eingeschränkt ist. Dies ist eine Analogie zu sozialen Situationen, in denen die Aufmerksamkeit aufgrund von sozialer Angst nach innen fokussiert ist.

Die Übungen können anfangs mit der Schwierigkeit verbunden sein, sich von der Selbstaufmerksamkeit zu lösen, und sich auf die Instruktionen zu konzentrieren. Dies kann vor allem durch mehrmalige Wiederholung der Übungen, ggf. durch Vereinfachung, erreicht werden. Die explizite Verbesserung der Aufmerksamkeitslenkung sollte so lange in verschiedenen Situationen eingeübt werden, bis es dem Patienten gelingt, auch in schwierigen sozialen Situationen die Aufmerksamkeit auf die Aufgabe zu lenken und die Selbstaufmerksamkeit abzubauen.

Ein anderes Problem kann darin liegen, dass in sozialen Situationen die Aufmerksamkeit zwar nach außen, aber selektiv auf Anzeichen für Ablehnung (z. B. Mimik anderer Personen) gerichtet wird. Diese Form der außengerichteten Aufmerksamkeit ist zwar in Verhaltensexperimenten vorübergehend sinnvoll, in denen eine Beurteilung der emotionalen Bewertung durch andere erfolgen soll. Darüber hinaus ist jedoch mit außengerichteter Aufmerksamkeit die Konzentration auf die sozialen Prozesse, d. h. Gesprächsinhalte oder Interaktionen, gemeint. Dies kann auch in der dritten Therapie-Phase noch einmal explizit besprochen werden, um Missverständnisse auszuräumen. Die Fähigkeit zur Aufmerksamkeitslenkung sollte in dieser Phase ganz in den Mittelpunkt der Therapie gestellt werden; dies kann durch kontinuierliche Eintragungen in dem Fragebogen zu Veränderungsprozessen unterstützt werden, der regelmäßig in den Therapiesitzungen besprochen werden sollte.

7.3 Videofeedback

Zur Vorbereitung auf das Videofeedback sind die Einschätzungen aus dem Verarbeitungsexperiment bereitzuhalten. Um den *subjektiven* Eindruck mit dem *tatsächlichen* sozialen Erscheinungsbild zu vergleichen, sollten die Einschätzungen auf den gleichen Skalen vorgenommen werden, die in dem Verarbeitungsexperiment zur Anwendung kamen. Um die Ratings in eine gemeinsame Tabelle einzutragen, sollte auch das entsprechende Blatt mit den Resultaten bereitgehalten werden. Auch die Wiedergabe der Videoaufnahme sollte vorbereitet werden; hierzu kann die Aufnahme des Verarbeitungsexperimentes (»Rollenspiels«) verwendet werden. Günstig sind hierbei Bildausschnitte, in denen Patient als auch Komparse zu sehen sind, da eine Fokussierung ausschließlich auf den Patienten die Selbstaufmerksamkeit verstärkt.

Falls die subjektive Einschätzung der Wirkung auf andere im zweiten Durchgang ungünstiger ist, sollte der Therapeut hieran anknüpfen und darauf hinweisen, dass die Überzeugung, auf andere ängstlich oder unangemessen zu wirken, möglicherweise vom »Gefühl« bzw. der Angst abhängt. Dies verdeutlicht er durch einen Pfeil im Störungsmodell. Daraus ergibt sich die Frage, ob diese Schlussfolgerung richtig oder vielleicht doch irreführend ist. Eine Möglichkeit zur Prüfung dieser Frage könnte sein, dass Rückmeldung durch den Komparsen eingeholt wird. Zumeist werten Patient:innen jedoch eine positive Rückmeldung als geschönt, da sie der Komparsin unterstellen, sie »aufzubauen zu wollen« und somit nicht ehrlich zu sein. Deshalb bietet Videofeedback den besonderen Vorteil einer objektiven Informationsquelle, die die Patientin selbst nutzen kann, um sich aus der Beobachterperspektive einschätzen.

Trotz der Objektivität der Videoaufnahme wird die Patientin das eigene Erscheinungsbild tendenziell verzerrt wahrnehmen, nicht zuletzt aufgrund der subjektiven Erinnerung an das Angstgefühl in der Rollenspiel-Situation gründen. Hierdurch wird sie in der Regel zu einer negativeren Einschätzung kommen als eine objektive Beobachterin. Deshalb sollten die Instruktionen darauf abzielen, die subjektiven Einflüsse durch Erinnerungen möglichst auszuschließen und sich »wie eine fremde Person« zu beobachten.

Instruktionen zum Videofeedback

T: »Um herauszufinden, wie Sie wirklich auf andere wirken, werden wir uns jetzt die Videoaufnahme der Rollenspiele aus der letzten Therapiesitzung ansehen und ich möchte Sie bitten, sich beim Anblick des Videos so zu betrachten, als würden Sie eine fremde Person sehen, die Sie nicht kennen.«

Anschließend werden die Videoaufnahmen präsentiert. Nach jedem Durchgang sollten die Videoaufnahmen angehalten werden, um die gleichen Ratings durchzuführen wie nach dem Verarbeitungsexperiment, mit Ausnahme der Ratings zu Selbstaufmerksamkeit und Sicherheitsverhalten (s. Tab. 7.1). Um festzustellen, ob tatsächlich eine objektive Einstellung umgesetzt wurde, wird die Patientin zu Beginn der Ratings auch nach ihrer Objektivität gefragt. Sind die Werte für Objektivität unter 50 %, sind weitere Ratings nicht mehr sinnvoll. In diesem Fall sollten erneut die Instruktionen gegeben werden und verstärkt Beispiele genannt werden, die eine objektivere Sichtweise erleichtern (z. B. die Vorstellung, als Sicherheitspersonal unbekannte Personen auf Monitoren zu beobachten).

Tabelle 7.2 Beispiel für ein Protokoll des Videofeedbacks (vergl. Tab. 7.1, Rollenspiel zu Selbstaufmerksamkeit und Sicherheitsverhalten; die hinzugefügten Angaben sind fett gedruckt)

	1. Durchgang		**2. Durchgang**	
	subjektiv	**objektiv**	**subjektiv**	**objektiv**
Selbstaufmerksamkeit	7		4	
Sicherheitsverhalten: von unangenehmen Themen ablenken; Hitzewallungen im Gesicht unterdrücken	8		5	
Anspannung	8		6	
Negative Wirkung (inkompetent)	8	**5**	5	**3**
Erröten Intensität	5	**0**	2	**0**
Erröten sichtbar?	Ja	**Nein**	Nein	**Nein**
Wie gut war die Unterhaltung?	3	**6**	5	**6**
Objektivität		**60 %**		**70 %**

Nach der Einschätzung der Videoaufnahmen werden die Ergebnisse analysiert. Der Therapeut lenkt dabei die Aufmerksamkeit des Patienten vor allem auf den Vergleich von subjektivem Eindruck unmittelbar nach den Rollenspielen (Spalte »subjektiv« in der Tabelle) und Einschätzung aus der Beobachterperspektive (Spalte »objektiv«). Zumeist sind die Einschätzungen auf Grundlage der »objektiveren« Videoanalysen weniger negativ als unmittelbar nach den Rollenspielen.

Anschließend sollten gemeinsam Schlussfolgerungen gezogen werden. In der Regel werden folgende Effekte deutlich:

- Die Wirkung auf andere ist zumeist günstiger als es »das Gefühl« sagt.
- Auch wenn Selbstaufmerksamkeit und Sicherheitsverhalten verringert sind, sind die Unterschiede zwischen den Rollenspielen im sozialen Erscheinungsbild insgesamt eher gering.
- Die Wirkung auf andere wird selten durch die Symptome beeinträchtigt. Vielmehr ist es häufig das Sicherheitsverhalten selbst, das das Erscheinungsbild ungünstig beeinflusst.

Mitunter lassen sich allerdings auch deutliche Unterschiede zwischen den beiden Durchgängen finden; diese stellen jedoch keine grundsätzliche Bestätigung der sozialängstlichen Überzeugungen dar, sondern sind eher ein Hinweis, wie ungünstig die Wirkung von Sicherheitsverhalten sein kann. So wird der Patientin vielfach erstmals bewusst, dass ganz andere Aspekte für andere relevant sind, als sie selbst dies bislang vermutet hat. Zum Beispiel kann bei einer Patientin, die befürchtet, eine peinliche, »dumme« Äußerung zu machen, anderen lediglich auffallen, dass diese distanziert, arrogant oder gar abweisend erscheint, obwohl sie lediglich versucht, möglichst kompetent zu erscheinen oder durch kurze Redebeiträge einer peinlichen Äußerung vorzubeugen. Oder ein Patient setzt Strategien zur Unterdrückung von Zittern ein, die mit ausgefallenen Bewegungsabläufen einhergehen (z. B. Aufstützen der Ellbogen beim Trinken, den Kopf weit nach unten senken, um aus einer Tasse zu trinken). Vielfach sind es diese Sicherheitsverhalten, die die Aufmerksamkeit anderer auf den Patienten ziehen und einen »merkwürdigen« Eindruck auslösen. Dementsprechend motiviert das Videofeedback mitunter die Patient:innen, das Sicherheitsverhalten konsequenter als bisher fallen zu lassen. Dies sollte auch genutzt werden, um verstärkt zu Verhaltensexperimenten in Hausaufgaben zu ermutigen.

In der Regel führen Videoaufnahmen zu einem positiveren Bild von sich selbst als es die extrem verzerrten Vorstellungen nahelegen. Die Therapeutin sollte noch einmal anhand des Modells verdeutlichen, dass Vorstellungen, die die Patient:innen aufgrund von Gefühlen herstellen, negativer sind als die Wirkung, die sie auf andere tatsächlich haben.

Nur in seltenen Fällen ist das Videofeedback mit einer ungünstigeren Einschätzung des eigenen Erscheinungsbildes verbunden als es der subjektive Eindruck oder die Erwartungen nahelegen. Mitunter werden durch das Videofeedback auch soziale Kompetenzdefizite deutlich, die sich in ungeschicktem oder inadäquatem Verhalten oder einer Verhaltenshemmung äußern können. Wenn soziale Situationen durchgängig vermieden wurden, kann dies auch eine unzureichende soziale Wahrnehmung zur Folge haben. Sind diese Einschränkungen nicht durch Sicherheitsverhalten bedingt, ist ein soziales

Kompetenztraining sinnvoll, in dem soziale Wahrnehmung oder kompetente Verhaltensweisen systematisch eingeübt werden.

Varianten

Um zusätzlich auch die Diskrepanz zwischen dem *erwarteten* (aus der Vorstellung abgeleiteten) und dem *tatsächlichen* sozialen Erscheinungsbild zu verdeutlichen, werden zu Beginn auch die aktuellen Erwartungen des Patienten notiert. Der Therapeut bittet den Patienten, die Augen zu schließen und sich vorzustellen, wie er auf dem Video aussehen wird. Anschließend werden die Erwartungen (Wie werde ich auf dem Video aussehen?) auf elfstufigen Ratingskalen eingetragen. Oftmals können Patient:innen noch detailliertere Beschreibungen ihrer Wirkung nach außen geben als bei der Ableitung des Modells.

Bei starker Fixierung auf vermeintlich sichtbare Angstsymptome (Schwitzen, Zittern, Erröten) können auch Nahaufnahmen hilfreich sein, um die Sichtbarkeit zu überprüfen. Bei Angst vor Zittern kann z. B. ein Vergleich zwischen der vorgestellten und tatsächlichen Intensität durch Videoaufnahmen erleichtert werden. So kann der Patient vor dem Videofeedback gebeten werden, das Ausmaß des Zitterns aus der Vorstellung bzw. Erinnerung vorzumachen. Dieses wird dann aufgenommen und mit dem tatsächlichen Ausmaß des Zitterns in den Rollenspielen verglichen.

Bei Errötungsangst spielt die Helligkeit und Färbung eine wichtige Rolle in der Bewertung des Körpersymptoms. Durch Videoaufnahmen ist es möglich, den Grad der Hautfärbung mit anderen Objekten im Bild zu vergleichen. So kann z. B. die Intensität des subjektiv vorgestellten Errötens mit einem zuvor durch ein gezielt in den Hintergrund platziertes, rotes Objekt (z. B. Buchumschlag oder Blume) verglichen werden. In der Videoaufnahme kann die tatsächliche Intensität des Errötens festgehalten und mit dem Objekt verglichen werden.

7.4 Imagery rescripting

Nicht immer gelingt es, durch Videofeedback verzerrte Vorstellungen der Wirkung auf andere zu korrigieren. Dies kann auch daran liegen, dass die Vorstellungen oft durch intrusive Erinnerungen hervorgerufen werden, die auf sozial traumatisierende Erlebnisse aus der Kindheit oder Jugend zurückgeführt werden können. Beispiele hierfür sind Bilder, wie man in der Schule gehänselt wurde oder von Eltern oder Freunden abgewertet wurde. Diese Vorstellungsbilder werden, wie eingefroren, in angstauslösenden sozialen Situationen immer wieder aktiviert, ohne dass Informationen, wie sie durch Videofeedback vermittelt werden, korrigiert und aktualisiert werden können. Sie rufen das immer gleiche, »alte« Gefühl von Bedrohung hervor, welches die Patienten in der damaligen Situation erlebt haben. Dadurch können Betroffene sich als Erwachsene in sozialen Situationen wieder genauso gehänselt fühlen, *wie damals auf dem Schulhof*. Diese Assoziationen sind meist nicht bewusst; es werden auch spontan keine Verbindungen zwischen den früheren demütigenden Erfahrungen und wiederkehrenden Vorstellungsbildern hergestellt. Es ist daher wichtig, dass Therapeut:innen frühzeitig danach fragen, ob die aktuellen Ängste vielleicht mit den Erinnerungen an belastenden Situationen aus der Vergangenheit zusammenhängen könnten (s. Abschn. 2.5.2; 6.1).

Für viele Patient:innen reichen die gegenwartsorientierten Techniken wie Videofeedback, Rückmeldung durch Gesprächspartner und Verhaltensexperimente sehr gut aus, um verzerrte Vorstellungsbilder zu modifizieren. Für Patient:innen mit besonders hartnäckigen Vorstellungsbildern, die auf sozial traumatischen Erfahrungen basieren, sind die Diskriminationstechnik und *Imagery rescripting* hilfreich. Diese Techniken, die aus der Behandlung von PTBS hergeleitet sind, sollten ggf. erst im weiteren Therapieverlauf (Phase 3) eingesetzt werden.

Die Diskriminationstechnik besteht in einer expliziten Anleitung, auf alle Unterschiede zwischen heute (sie als Erwachsener) und damals (der Erinnerung) zu achten. Ziel ist es, die Gegenwart so zu verarbeiten, wie sie wirklich ist, und zu unterscheiden, ob die negativen Gefühle auf die aktuelle Situation zurückzuführen sind oder mit »alten«, demütigenden Erinnerungen in Verbindung stehen. Steht das Gefühl in Verbindung mit einer vergangenen Erinnerung, so sollten Patienten sich darauf konzentrieren, die Aufmerksamkeit auf das Hier und Jetzt zu richten.

Eine noch intensivere Intervention ist das Imagery rescripting. Hierbei handelt es sich um eine Technik, die schrittweise die Bedeutung der Erinnerungen verändert, indem die mit den Erinnerungen verbundenen Vorstellungen verändert werden. Die Therapeutin sollte der Patientin erklären, dass diese Technik aus drei aufeinander aufbauenden Vorstellungsübungen besteht, die jeweils mit unterschiedlichen Perspektiven in den Vorstellungen verbunden sind (s. Tab. 7.3). Hierdurch wird es möglich, sich von den aufdringlichen Erinnerungen zu lösen. Das Vorgehen ist damit verbunden, sich auch mit den belastenden Gefühlen auseinanderzusetzen, die dabei auftreten. Für Imagery rescripting wird in der Regel eine Doppelstunde angesetzt.

Tabelle 7.3 Schritte des Imagery rescripting

	Techniken	**Ziele**
Exploration des verzerrten Vorstellungsbildes und der assoziierten Erinnerung	Exploration der Bedeutung des Vorstellungsbildes.	Eingefrorene Überzeugung herausarbeiten, die das Vorstellungsbild mit der Erinnerung verbindet.
Imagery rescripting, 1. Schritt	Wiedererleben der sozial traumatischen Situation aus der damaligen Perspektive.	Emotionaler Zugang zur Erinnerung und der damaligen Bedeutung.
Imagery rescripting, 2. Schritt	Wiedererleben der sozial traumatischen Situation aus der heutigen Perspektive (als erwachsener Beobachter der Szene). Dialog zwischen erwachsenem und jüngerem Selbst.	Festigung einer erwachsenen Sichtweise auf das Ereignis; Mitgefühl für sich selbst entwickeln. Beginn der Aktualisierung der Erinnerung mit Belegen gegen die eingefrorene Bedeutung.

Tabelle 7.3 (Fortsetzung)

	Techniken	**Ziele**
Kognitive Umstrukturierung: Neue Sichtweise aus heutiger Sicht entwickeln	Sammeln von Belegen, die für und gegen die bisherige Interpretation der »eingefrorenen« Erinnerung sprechen.	Patienten sollen aus heutiger Sicht überzeugende Belege gegen die eingefrorene Überzeugung nennen können.
Entwurf eines Rescripts	Umwandlung der Vorstellung entsprechend der »neuen« Bedeutung aus Sicht des Erwachsenen-Ichs	Verdeutlichung der neuen Bedeutung durch Veränderung der Vorstellung.
Imagery rescripting, 3. Schritt	Wiedererleben der Situation aus der Perspektive des damaligen Selbst, aber mit Zugang zur Bewertung aus heutiger Sicht. Das erwachsene Selbst ist ebenfalls anwesend und kann das jüngere Selbst mitfühlend unterstützen.	Aktualisierung der Erinnerung mit Belegen gegen die eingefrorene Bedeutung.

Ausgangspunkt ist die Exploration des wiederkehrenden Vorstellungsbildes, der damit verbundenen, »eingefrorenen« Erinnerung. Zunächst geht es darum, die Bedeutung herauszuarbeiten, die mit dem wiederkehrenden Vorstellungsbild und der Erinnerung verbunden ist.

Exploration der Bedeutung der zu Vorstellungsbildern »eingefrorenen« Erinnerungen

- Erinnern Sie sich, wann Sie sich zum ersten Mal so gefühlt haben?
- Gibt es eine spezielle Erinnerung, die in Verbindung steht zu dem wiederkehrenden Vorstellungsbild?
- Was ist da geschehen? Was können Sie sehen und hören?
- Welche Körperempfindungen haben Sie da?
- Wie ist fühlen Sie sich in der Erinnerung? Fühlen Sie sich zum Beispiel gedemütigt, peinlich, verletzlich, ängstlich?
- Was ist das Schlimmste an der Erinnerung?
- Welche Bedeutung hat die Erinnerung für Sie?
- Was sagt sie über Sie als Person aus?

Anschließend wird die Bedeutung des Vorstellungsbildes verbal zusammengefasst, z. B. »Ich bin ein Außenseiter und andere finden mich lächerlich«. Um die Veränderung der

Überzeugung im Verlauf des Imagery rescripting zu erfassen, kann die Patientin gebeten werden, auf einer Skala von 0 bis 100 % anzugeben, wie sehr sie glaubt, dass die Überzeugung zutrifft.

Fallbeispiel • Exploration des wiederkehrenden Vorstellungsbildes

Eine Patientin hat ein wiederkehrendes Vorstellungsbild von sich selbst in unterschiedlichen sozialen Situationen. Sie sieht sich verschämt auf den Boden blickend, mit rotem Gesicht und hängenden Schultern, und dabei nach Worten ringend. Sie hat das Gefühl, dass andere dies bemerken und auf sie deuten, sie auslachen und tuscheln. Sie glaubt, als unsicher, unfähig und unattraktiv wahrgenommen zu werden, und fühlt sich gedemütigt. Sie erinnert sich daran, dass sie sich zum ersten Mal im Alter von 12 Jahren so gefühlt habe. Damals habe ihr Mathelehrer sie an die Tafel gerufen, um eine Mathematik-Aufgabe zu lösen. Sie habe die Aufgabe nicht lösen können und der Lehrer hätte vor der ganzen Klasse gesagt, dass sie keinen Schulabschluss machen werde, wenn sie sich nicht besser am Unterricht beteilige. Sie erinnert sich, dass sie bemerkte, wie ihre Wangen anfingen heiß zu werden, und sie das Gefühl hatte, sehr unsicher und unattraktiv auszusehen und dumm zu wirken. Sie erinnert sich an das Kichern der Mitschüler, was für sie bedeutete, dass sie bei den Mitschülern unbeliebt war.

Die Patientin und ihre Therapeutin konnten folgende »eingefrorene« Überzeugung herausarbeiten: »Ich bin dumm und unattraktiv. Deswegen lehnen mich andere ab, ich bin unbeliebt.

7

Imagery rescripting: 1. Schritt

In der ersten Vorstellungsübung geht es darum, die Erinnerung an die damalige belastende Situation sowie die hiermit verbundene Bedeutung auch emotional zu aktualisieren. Die Therapeutin hebt vor Beginn der Übungen hervor, dass die Patientin jederzeit die Übungen abbrechen kann, wann immer sie das möchte, aber dass es auch wichtig ist, die belastenden Emotionen wiederzuerleben, um sie verarbeiten zu können. Hierzu bittet die Therapeutin die Patientin zunächst, die Augen zu schließen und sich in die damalige Situation zurückzuversetzen. Die Erinnerung soll lebhaft nacherlebt werden, so als ob alles gerade abläuft, und dabei in der Ich-Form und in Präsenz beschrieben werden. Die Therapeutin fördert dabei das Wiedererleben durch Fragen an (s. Kasten). Dadurch wird erreicht, dass die Patientin einen emotionalen Zugang zu der Erinnerung entwickelt. Die Vorstellungsübung sollte nicht zu lange ausgedehnt werden (ca. 10 Min.). Ziel ist es, die emotional relevante Episode des Ereignisses möglichst vollständig wiederzuerleben. Die Therapeutin leitet zur Beendigung der Vorstelllungen an, wenn die erinnerte Szene zu einem Abschluss findet.

Imagery rescripting, 1. Schritt

T: »Bitte schließen Sie jetzt Ihre Augen und versetzen Sie sich zurück in die Zeit dieses schlimmen Erlebnisses. Sie sind jetzt 12 Jahre alt und der Lehrer ruft Sie nach vorne an die Tafel ... Was sehen Sie ...? Was geschieht dann ...? Welches Gefühl erleben Sie dabei ...? Was tun Sie ...? Wie reagieren die anderen Personen ...?«

Anschließend wird die Übung besprochen. Im Vordergrund steht bei diesem ersten Schritt die emotionale Aktivierung. Deshalb sollte danach gefragt werden, welche Gefühle die Patientin wahrnimmt und wie intensiv diese sind. Es ist wichtig, dass die Therapeutin hierbei die Verbindung zur zentralen Überzeugung herstellt, die bis heute durch diese Erinnerungen aufrechterhalten wird.

Imagery rescripting: 2. Schritt

Die Therapeutin leitet nun zur nächsten Vorstellungsübung über, in der die Erinnerung erneut, nun aber aus der aktuellen Erwachsenen-Sicht durchgegangen wird. Dies ist mit der Übernahme einer Beobachterperspektive verbunden, die eine mitfühlende Einstellung des Patienten zum damaligen Selbst ermöglicht. Mit der veränderten Perspektive soll darüber hinaus auch eine neue Bewertung der damaligen Situation ermöglicht werden. Diese kann zum einen in der Vorstellungsübung selbst ausgedrückt werden, indem das Erwachsenen-Selbst in einen Dialog mit dem jüngeren Selbst tritt und das Geschehen im Sinne der neuen Sichtweise kommentiert (siehe Kasten). Zusätzlich wird nach diesem zweiten Schritt die »alte« und »neue« Sichtweise im Sokratischen Dialog explizit herausgearbeitet.

Imagery rescripting, Schritt 2

T: »Stellen Sie sich nun das Erlebnis noch einmal vor, aber diesmal so, als ob Sie es als Erwachsene beobachten würden. Beschreiben Sie, was Sie sehen, während das Ereignis sich abspielt ...«

Nach Beendigung der Vorstellungsübung werden erneut die Gefühle der Patientin besprochen. Dabei tritt mit dem Perspektivwechsel in der Regel eine emotionale Veränderung ein, verbunden mit einer veränderten Bewertung. Erneut wird herausgearbeitet, welche »neuen« Gefühle und welche »neuen« Bewertungen ausgelöst werden. Hierdurch wird der Unterschied zu den »alten« Überzeugungen deutlich. Viele Patient:innen erleben intensive Gefühle von Rührung und Mitgefühl, aber auch Wut und Aggression gegenüber den beteiligten Personen. Diese Gefühle sowie die hiermit verbundenen Bewertungen bereiten den Boden für den nächsten Schritt.

Kognitive Umstrukturierung: Verbalisieren einer neuen Sichtweise aus heutiger Perspektive

Die auf der Erlebnisebene aktivierten Gefühle und Bewertungen werden nun von dem Therapeuten aufgegriffen und im Sokratischen Dialog bearbeitet. Aus der Beobachterperspektive und den veränderten Gefühlen, die hiermit verbunden sind, werden nun auch auf verbaler Ebene eine neue Sichtweise entwickelt. Ziel ist es, den Kontrast zwischen den »neuen« und »alten« Sichtweisen zu verdeutlichen und Belege für das Zutreffen der Sichtweisen zu sammeln. Dabei können auch biographische Erfahrungen und Erkenntnisse aus der Therapie (z. B. aus Verhaltensexperimenten) hinzugezogen werden. Ein Beispiel für diese Gegenüberstellung findet sich in Tabelle 7.5.

Tabelle 7.5 Belege für und gegen »die Überzeugung, unattraktiv und dumm zu sein«

»Alte« Sichtweise des Selbst: »Ich bin unattraktiv, dumm und unbeliebt.«	»Neue« Sichtweise des Selbst: »Ich bin im Leben erfolgreich und andere finden mich liebenswert.«
»Ich weiß, ich bin dumm, weil ich bisher schlechte Noten in der Schule habe«.	»Wenn ich jetzt darüber nachdenke, dann weiß ich: Ich habe kein schlechtes Abitur erreicht und studiere nun erfolgreich an der Uni. Das Studium macht mir Spaß, denn es deckt genau meine Interessen ab. Auch meine Mathekenntnisse haben sich seit meinem 13. Lebensjahr stark verbessert. Ich kam dann auch im Unterricht viel besser mit. Schulnoten spiegeln nicht immer das wahre Können wieder.«
»Ich bin unattraktiv und unbeliebt, weil ich lange keinen Freund hatte. Andere Mädchen aus meiner Klasse hatten bereits mit 14 einen Freund.«	Ich hatte mit 19 einen sehr netten Freund und er hat mich so gemocht, wie ich bin. Auch seitdem waren andere Jungs an mir interessiert. Außerdem sind Beziehungen im Alter von 14 sehr oberflächlich und unreif. Das wollte ich nicht. Wenn ich ehrlich zu mir bin, war ein Junge aus meiner Klasse damals an mir interessiert, doch ich wollte nicht mit ihm ausgehen. Eigentlich wurde ich damals nicht abgelehnt, ich selbst habe entschieden, nicht in einer Beziehung zu sein.
	In Rückmeldungen bei Verhaltensexperimenten habe ich durchweg einen positiven und liebenswerten Eindruck gemacht. Im Videofeedback habe ich gesehen, dass ich viel besser wirke, als ich glaube.

Imagery rescripting: 3. Schritt

Aus dieser rationaleren, positiven Sichtweise des Selbst wird nun das Rescript, also das »neue Drehbuch« für eine Vorstellung der Szene entwickelt, das diese neue Sichtweise berücksichtigt. Dann wird die Erinnerung nochmals aus der Perspektive des Kind-Ichs nacherlebt, diesmal jedoch mit dem aktuellen Selbst an der Seite und unter Hinzuziehen der neuen Informationen, die das jüngere Selbst vom aktuellen Selbst erfahren hat.

Hierbei ist die Kreativität von Therapeutin und Patientin gefordert, um Handlungen und Personen so zu ändern, dass die Bedeutung verändert wird.

Eine Möglichkeit ist, dass das heutige bzw. »Erwachsenen-Ich« als Person in die Szene integriert wird und Partei ergreift für das damalige »Kind-Ich« (s. Kasten, Variante a). Beispielsweise könnte das »Erwachsenen-Ich« bei Hänseleien durch Klassenkameraden in das Klassenzimmer treten und diese zurechtweisen. Statt des »Erwachsenen-Ichs« kann dies auch durch reale Personen aus dem Leben der Patientin, zum Beispiel Verwandte oder Freunde, die die Patientin immer unterstützt haben, übernommen werden, die dann in der Szene Partei ergreifen für sie.

Eine weitere Variante kann das Hinzufügen von Informationen sein, die der Patientin zwar zum Zeitpunkt des Geschehens nicht bekannt waren, aber ihr später im Leben mitgeteilt wurden (Kasten, Variante b). So könnte es z. B. sein, dass ihr Lehrer ihr zum Abitur gratuliert hat und dabei zurückgemeldet hat, dass sie schon immer klug und von schneller Auffassungsgabe gewesen ist, und er überzeugt davon war, dass sie erfolgreich ihren Abschluss macht.

Eine weitere Möglichkeit ist, dass in der Vorstellung das heutige Erwachsenen-Ich mit dem damaligen Kind-Ich in einen Austausch geht (Kasten, Variante c). Dieses Script hat den Vorteil, dass die hierbei verwendeten Sätze des Erwachsenen-Ichs auch im aktuellen Lebensalltag eine Orientierungshilfe bieten, um sich in Problemsituationen von dem Schema des Kind-Ichs zu lösen.

Da das Rescript eine zentrale Rolle in der Veränderung des negativen Selbstbildes hat, sollte die Vorstellungsübung als Audiodatei aufgenommen werden.

Imagery rescripting, Schritt 3

T: »Bitte stellen Sie sich das Erlebnis nun wieder aus der Perspektive vor, als Sie 12 waren. Der Lehrer ruft Sie nach vorne an die Tafel … Was sehen Sie …? Was geschieht dann …?«

Ggf. gibt die Therapeutin eine Hilfe zum Einstieg in das neue Script:

(a) *Erscheinen einer neuen Person*: »Nun kommt Ihr … (Erwachsenen-Ich oder eine andere Person) in den Raum. Was sagt sie …? Was tut es …?

(b) *Auswirkung einer neuen Information*: »Wie fühlt sich die 12-Jährige (Vorname) nun, wo sie weiß, was sie damals noch nicht wusste …?

(c) *Erwachsenen-Selbst spricht zum Kind-Ich*: »Sagen Sie nun der 14-Jährigen (Vorname), was Sie heute als Erwachsene wissen.«
(z. B. »Ich weiß, du fühlst dich jetzt ganz unattraktiv und unfähig, aber ich bin du in einer späteren Zeit und ich möchte dir sagen, dass das nicht stimmt. Ich weiß heute, dass du nicht abgelehnt oder als unfähig wahrgenommen wirst … und schon gar nicht unattraktiv. Du wirst einen Partner haben, Abitur machen und …«)

T: »Welches Gefühl erleben Sie dabei …? Was tun Sie…? Wie reagieren die anderen Personen …?«

Nach der Vorstellungsübung werden die Gefühle der Patientin besprochen. Die neue Sichtweise führt in der Regel zu einer deutlichen Veränderung der emotionalen Reaktion. Ziel der Nachbesprechung ist es, diese neue Verknüpfung von Emotionen, Vorstellung und positiver Selbstbewertung im Gedächtnis zu konsolidieren. Den Schlüssel hierzu liefert das Rescript, das der Patientin als Audiodatei mitgegeben werden sollte. Diese soll dem regelmäßigen Einüben der »neuen«, erwachsenen und konstruktiven Sichtweise durch die im Rescript enthaltenen Vorstellung dienen.

Imagery rescripting ist eine Technik, die zu intensivem Erleben von Emotionen führen kann. Wenn in der Nachbesprechung zur ersten Vorstellungsübung keine intensiven Emotionen gezeigt werden, kann es zum einen an der Auswahl des Ereignisses liegen, das möglicherweise nicht die Relevanz hat, wie zunächst angenommen. Häufig sind es allerdings Vermeidungstendenzen aufgrund der Erwartung von negativen Emotionen, die bei manchen Patient:innen dazu führen, dass sie die Kontrolle über ihr Erleben behalten wollen. In solchen Fällen ist es zunächst günstiger, die Vorstellungsübungen durchzuführen, ohne die Aktivierung von Emotionen zu forcieren. Oftmals können Patient:innen auch eine neue Perspektive erarbeiten, ohne sich vollständig zu öffnen.

Bemerkt die Therapeutin, dass bei Vorstellung des Rescripts im dritten Schritt keine starke Veränderung der emotionalen Reaktion eintritt, so ist es sinnvoll, noch einmal zurück zu gehen zur Perspektive des Erwachsenen-Ichs im zweiten Schritt. Gemeinsam mit der Patientin werden dann zusätzliche Hilfestellungen herausgearbeitet, die in der Vorstellung an das Kind-Ich weitergegeben werden können. Zusätzlich sollte der Kontrast zwischen »alter« und »neuer« Sichtweise des Selbst noch stärker herausgearbeitet werden. Erst wenn dieser Schritt genügend ausgearbeitet ist, kann das Rescript die angestrebte Wirkung zeigen.

Historische Überprüfung

Eine Variante von Imagery rescripting ist die historische Überprüfung, bei der keine Vorstellungen eingesetzt werden, sondern das Bewusstsein für positive Lebensereignisse gestärkt wird. Personen mit einem negativen Selbstbild neigen oft dazu, ihr Leben durch eine pessimistische und verzerrte Brille zu betrachten. Dabei filtern sie häufig Erlebnisse heraus, die nicht in ihr negatives Denkschema passen. Um den Patient:innen zu helfen, eine realistischere Sicht auf ihr bisheriges Leben zu entwickeln, kann die Methode der »historischen Überprüfung« angewendet werden. Diese Technik zielt darauf ab, in verschiedenen Lebensphasen Erlebnisse zu identifizieren, die im Widerspruch zu ihrem negativen Selbstbild stehen. Ein Beispiel wäre ein Patient mit der Grundüberzeugung »andere lehnen mich ab«. Zunächst definieren Therapeut und Patient gemeinsam Kriterien, die bestimmen, wann eine Person als »liebenswert« gilt. Anschließend wird der Patient gebeten, seine Beziehungen zu wichtigen Personen in seinem Leben, beginnend in der frühen Kindheit, zu reflektieren. Dabei ist es wichtig, Patienten nicht zu einer übermäßig positiven Bewertung zu drängen, sondern ein ausgewogenes und differenziertes Bild der Beziehungen zu erhalten. Patient:innen erinnern sich oft spontan an negative Erfahrungen, die ihre dysfunktionalen Überzeugungen bestätigen. Der Therapeut lenkt die Aufmerksamkeit dann gezielt auf positive Erlebnisse, die im Widerspruch zu der negativen Überzeugung stehen.

Negative wie positive Erfahrungen werden auf einem Zeitstrahl von der Kindheit bis zur Gegenwart aufgenommen; negative Erfahrungen unterhalb des Zeitstrahls, positive oberhalb. Durch gezielteres Nachfragen ist es Patient:innen möglich, wieder Zugang zu positiven Erfahrungen zu gewinnen. Hierdurch gelingt es ihnen auch, ein ausgewogenes Bild des Selbst herzustellen. Zum Schluss wird die Patientin angeregt, ihre Grundüberzeugung neu zu formulieren und zu notieren. Häufig zeigt sich dabei, dass die negativen Überzeugungen, obwohl sie vor dem Hintergrund der Vergangenheit verständlich waren, im heutigen Leben nicht mehr passend oder hilfreich sind.

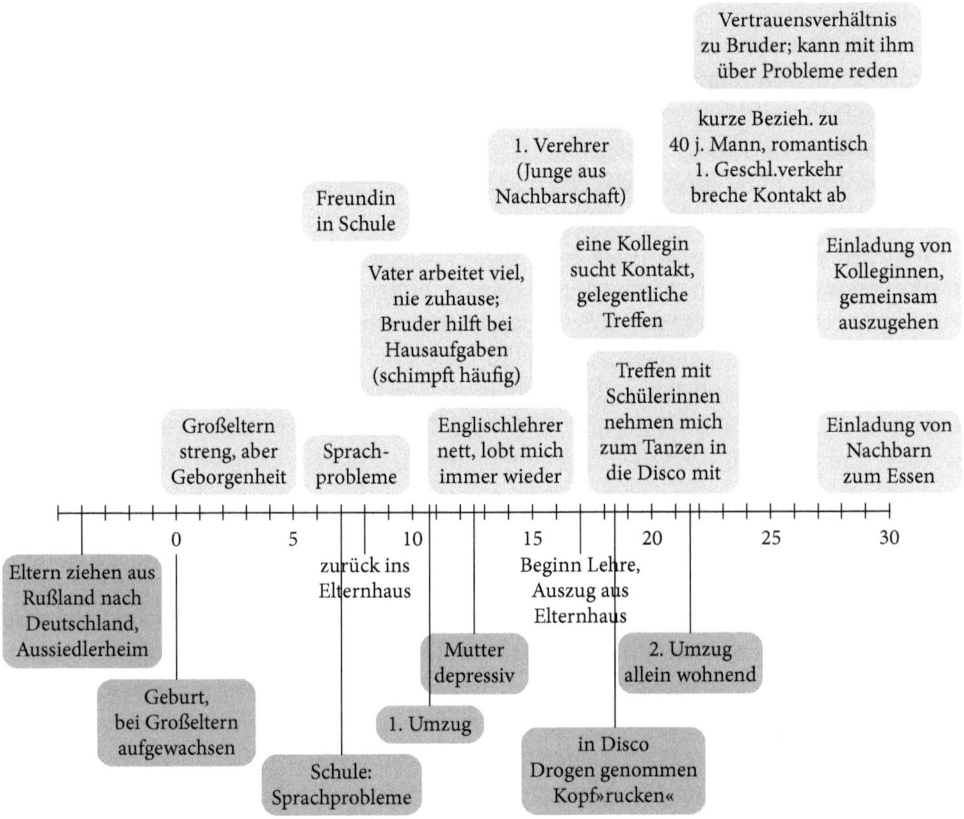

Abbildung 7.1 Historische Überprüfung der Überzeugung: »Ich bin eine Außenseiterin, alle halten mich für psychisch krank.«

7.5 Veränderungsprozesse in Phase 2

Durch kontinuierliche Erfassung im Selbstbeobachtungsprotokoll in Phase 1 wird deutlich, ob und wie sich Aufmerksamkeit und Sicherheitsverhalten sowie zusätzlich die Gefühle unter dem Einfluss der Therapie verändern. Ein möglicher Verlauf der Veränderungsprozesse ist in Abbildung 7.2 dargestellt. Dabei ermöglicht die bipolare Erfassung der Dimensionen es, nicht nur die Reduktion von negativen oder pathologischen Ausprägungen, sondern auch die Annäherung an adaptives Erleben und Verhalten abzubilden.

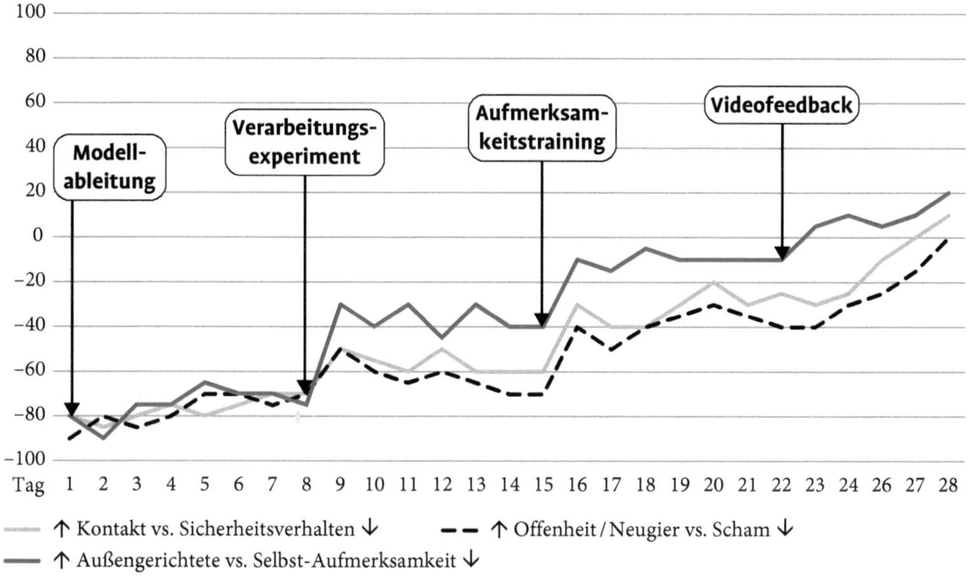

Abbildung 7.2 Veränderungsprozesse von Selbstaufmerksamkeit, Sicherheitsverhalten und Emotionen

In der Verlaufsgraphik wird deutlich, dass die Veränderung der Aufmerksamkeitsprozesse (von –100 = hohe Selbstaufmerksamkeit hin zu +100 = außengerichteter Aufmerksamkeit) nach dem Verarbeitungsexperiment zunächst die Dynamik in den anderen Bereichen bestimmen, gewissermaßen Vorreiter sind für nachfolgende Veränderungen im Verhalten und bezüglich Emotionen. Dieser Veränderungsprozess wird jeweils nach dem Aufmerksamkeitstraining und dem Videofeedback weitergeführt. Eher mit Verzögerung wird das Sicherheitsverhalten (–100) weniger, und das Kontaktverhalten (+100) baut sich auf. Die Emotionen verändern sich von Scham hin zu Offenheit und Neugier, parallel zum Sicherheitsverhalten. Würde man die Wechselwirkung zwischen den drei Veränderungsprozessen in dynamischen Netzwerkanalysen prüfen, wäre die Aufmerksamkeit ein zentraler Knoten im Netzwerk des Patienten, dessen gezielte Veränderung wiederum dazu beiträgt, dass sich auch Sicherheitsverhalten und Emotionen ändern.

8 Phase 3: Überprüfen negativer Überzeugungen

Während in der vorangegangenen Phase die Veränderung ungünstiger Verarbeitungsmuster im Vordergrund stand, ist es in der nächsten Phase nun das Ziel, die Überzeugungen zu ändern. Dies geschieht auf zwei Arten: erfahrungsgeleitet mithilfe von Verhaltensexperimenten und einsichtsorientiert durch Sokratischen Dialog und andere verbale Interventionen. Diese Techniken werden im Folgenden einzeln beschrieben, aber in der Therapie in flexibler Weise miteinander kombiniert. Damit Verhaltensexperimente und begleitende verbale kognitive Techniken erfolgreich sein können, ist es wichtig, dass ungünstige Verarbeitungsmuster die Überprüfung von Überzeugungen nicht behindern. Deshalb ist auch in der nächsten Therapiephase weiterhin darauf zu achten, dass Sicherheitsverhalten, Selbstaufmerksamkeit, verzerrte Vorstellungen und selektiv negative Erinnerungen nicht das Erleben verzerren. Um die Veränderung zu überprüfen, sollte der Fragebogen zu Veränderungsprozessen regelmäßig ausgefüllt werden; zusätzlich kann für das Screening von unterschiedlichen Überzeugungen der Fragebogen zu sozialphobischen Kognitionen (SPK) verwendet werden. Für eine Zwischenbilanz bietet die Liebowitz Skala für soziale Angst (LSAS) gute Hinweise, welche Situationen noch gemieden werden.

Info • Verhaltensexperimente vs. Exposition

In allen verhaltenstherapeutischen Programmen werden Patient:innen mit Sozialen Angststörungen angeleitet, sich systematisch sozialen Situationen auszusetzen (Konfrontation). Diese kann jedoch zwei Ziele verfolgen. Bei Exposition wird im Sinne eines Habituationsmodells angestrebt, eine starke Angst auszulösen und in der Situation zu bleiben, bis Gewöhnung eintritt und die Angst abfällt. Dabei wird mit Angsthierarchien von Situationen gearbeitet, die durch wiederholte Exposition abgearbeitet werden. Mit zunehmender Gewöhnung lösen die Situationen immer weniger Angst aus, sodass immer schwierigere Situationen bewältigt werden können.

Verhaltensexperimente sehen hingegen eine Konfrontation deshalb vor, weil dann die Überzeugung (z. B. sich zu blamieren) in der Realität getestet werden kann. Die Intensität der Emotion ist hierbei zweitrangig; wichtiger ist die Möglichkeit, Informationen aufzunehmen, die die Überzeugung widerlegen kann. Insofern kann sogar eine zu starke emotionale Aktivierung hinderlich sein, wenn hierdurch die Überprüfung der Überzeugung nicht mehr möglich ist.

Auch wenn die beiden Wirkfaktoren (Gewöhnung vs. Umbewertung) in beiden Verfahren zur Anwendung kommen, so ist doch die Zielsetzung und das Vorgehen unterschiedlich. Bei Verhaltensexperimenten ist Angstreduktion nicht das explizite Ziel. Nicht die Bearbeitung einer Angsthierarchie von Situationen und die Gewöhnung in den Situationen ist entscheidend, sondern eine realitätsbezogene Bewertung der Reaktionen anderer Personen. Verhaltensexperimente werden auf der Grundlage des individuellen Störungsmodells geplant: Das eigene Verhalten wie auch die Kriterien für eine Beurteilung des Ergebnisses werden vorher festgelegt, damit der Test auch sinnvolle Schlussfolgerungen zulässt. Tritt nicht die befürchtete Reaktion ein, so wird dies als ein Beleg gewertet, dass die negativen Überzeugungen nicht mit der Realität übereinstimmen. Damit dies möglich ist, richtet der Patient systematisch seine Aufmerksamkeit nach außen und unterlässt auch Sicherheitsverhalten. Das Ergebnis von Verhaltensexperimenten wird im Sokratischen Dialog bewertet. Bleiben Zweifel an der Widerlegung einer Überzeugung, mündet dies in ein neues Verhaltensexperiment. Den roten Faden für die Planung von Verhaltensexperimenten stellen nicht Situationshierarchien dar, sondern die individuellen sozialängstlichen Überzeugungen.

8.1 Verhaltensexperimente

Verhaltensexperimente sind eine vielseitige Technik, die an die individuellen Probleme von Patient:innen angepasst werden. In Verhaltensexperimenten wird gezielt ein bestimmtes Verhalten eingesetzt, um zu beobachten, ob die erwarteten Reaktionen darauf erfolgen. Indem Patient:innen ihr Sicherheitsverhalten unterlassen und ihre Aufmerksamkeit auf die Außenwelt richten, können sie die Erfahrung machen, dass die befürchteten Reaktionen ausbleiben. Darüber hinaus erleben sie oft, dass Gesprächspartner positiv reagieren, wenn das Sicherheitsverhalten die Interaktion nicht beeinträchtigt.

(1) Explorative Verhaltensexperimente: auf Sicherheitsverhalten verzichten
Die ersten Experimente bieten einen guten Einstieg, um das Sicherheitsverhalten schrittweise abzulegen und weitere Erkenntnisse darüber zu gewinnen, wie Patientinnen und Patienten tatsächlich auf andere wirken. Sie sollten zunächst therapeutenbegleitet in Therapiesitzungen (»in-vivo«) durchgeführt werden, bevor sie von Patient:innen selbstangeleitet als Hausaufgabe durchgeführt werden. Sobald eingeführt, sollten Verhaltensexperimente in nahezu jeder Therapiesitzung durchgeführt, geplant oder reflektiert werden. Außerdem sollten Patienten immer wieder ermutigt werden, selbstständig zwi-

schen den Sitzungen weitere Experimente durchzuführen. Dieser erfahrungsbasierte Ansatz ist für Patientinnen weitaus verständlicher und wirksamer als theoretische Diskussionen über mögliche Szenarien.

(2) Hypothesenprüfende Verhaltensexperimente: den Kern der Befürchtung testen
In der Regel reichen diese ersten Verhaltensexperimente jedoch nicht aus, um tief verankerte negative Überzeugungen vollständig zu widerlegen, und die Patient:innen bleiben oft noch in ihrem Verhalten eingeschränkt. Im weiteren Therapieverlauf werden deshalb Verhaltensexperimente durchgeführt, bei denen die Patienten bewusst vermeintlich peinliche Verhaltensweisen oder sichtbare körperliche Symptome zeigen oder simulieren (zum Beispiel absichtlich so stark zittern, dass ein Getränk verschüttet wird, die Achselhöhlen und das Gesicht mit Wasser befeuchten, um Schwitzen vorzutäuschen, oder beim Sprechen absichtlich stottern oder Pausen machen). Ziel ist es, Überzeugungen über die Reaktionen anderer auf »kritisches« Verhalten zu überprüfen. Falls dies zu viel Angst auslöst, kann es hilfreich sein, wenn zunächst die Therapeutin als Vertreterin die Experimente durchführt, während die Patientin die Reaktionen der anderen beobachtet.

(3) Entwicklungsorientierte Verhaltensexperimente: Experimentieren als Lebensstil
Mit zunehmender Therapiedauer verlagert sich der Schwerpunkt der Veränderungsprozesse von dem Störungspol, der sozialen Angststörung, hin zu dem adaptiven Pol, der Aktivierung von Ressourcen und dem Verfolgen eigener Lebensziele. Dadurch werden die Aspekte zunehmend wichtiger, die im Positiv-Modell festgehalten wurden, und die nun auch als neue Verhaltensweisen im Alltag erprobt werden. Dabei wird es zunehmend nicht mehr um die Widerlegung von negativen Überzeugungen, sondern die Förderung von realitätsangemessenen, positiven Überzeugungen gehen. In diesem Sinn geht die therapeutische Technik in eine Grundhaltung im Leben über, die durch Ausprobieren und Experimentieren gekennzeichnet ist.

8.1.1 Prinzipien des Vorgehens

Verhaltensexperimente verfolgen eine Systematik, die durch die ersten, von dem Therapeuten angeleiteten in-vivo-Verhaltensexperimente vermittelt werden. Entscheidend ist, dass

(a) aus dem Störungsmodell Erwartungen abgeleitet werden,
(b) vorher geplant wird, welches Verhalten gezeigt und welches unterlassen wird,
(c) während dessen möglichst objektive Beobachtungen gesammelt werden,
(d) nachher Beobachtungen und Erwartungen verglichen und hieraus Schlussfolgerungen gezogen werden.

Somit wird deutlich, dass Verhaltensexperimente eine Vorbereitungsphase, eine Durchführungsphase und eine Reflexionsphase aufweisen. Weiterhin ist ein Grundprinzip von Verhaltensexperimenten die explizite Protokollierung in einem Tagebuch (**AB 11**); dies soll vor allem sicherstellen, dass alle Schritte eingehalten und bewusst reflektiert werden.

1. Schritt: Vorbereitung

In der Vorbereitung eines Verhaltensexperimentes besprechen Therapeut und Patient zunächst, welche problematischen Überzeugung überprüft werden soll (z. B. »Wenn ich spreche, werde ich werde rot werden, und andere werden denken, dass ich inkompetent bin«). Ausgangspunkt ist die Überzeugung, die in dem individuellen Störungsmodell identifiziert wurde. Diese Überzeugung muss nicht notwendigerweise bis zum Therapieende im Vordergrund stehen; im Therapieverlauf können neue Befürchtungen aufgedeckt werden, etwa durch Hausaufgaben oder die Reflexion der Verhaltensexperimente. Der Fragebogen zu sozialphobischen Kognitionen bildet eine gute Orientierungshilfe, welche Überzeugungen besonders ausgeprägt sind und bearbeitet werden sollten.

In der Vorbereitung eines Verhaltensexperimentes wird zunächst eine geeignete Situation ausgewählt und herausgearbeitet, wie sich die Befürchtung des Patienten in der Situation äußern wird. Beides, Situation und situationsbezogene Befürchtung, werden im Verhaltensexperiment-Tagebuch (**AB 11**) notiert.

Als nächstes bittet der Therapeut den Patienten, schriftlich festzulegen, welches Verhalten in der Situation gezeigt werden soll. In explorativen Verhaltensexperimenten geht es nicht darum, wie in hypothesenprüfenden Verhaltensexperimenten gezielt das vermeintlich peinliche Verhalten zu zeigen, sondern lediglich sein Sicherheitsverhalten zu unterlassen. In gleicher Weise sollte auch festgehalten werden, dass neben Sicherheitsverhalten auch Selbstaufmerksamkeit und andere ungünstige Verarbeitungsweisen unterlassen werden.

Als nächstes wird besprochen, an welchen Kriterien beobachtet werden kann, dass die befürchtete Reaktion der anderen Personen eintritt (z. B. sie werden lachen, abfällige Bemerkungen machen oder sich abrupt von ihm abwenden). Geht es bei der Überzeugung um die Sichtbarkeit seines Verhaltens / seiner Symptome, so bestimmt der Patient, wie er feststellen kann, dass andere dies bemerkt haben (z. B. Starren auf einen Schweißfleck, Grinsen). Auch diese Kriterien für das Eintreten der befürchteten Reaktionen werden stichwortartig aufgeschrieben.

Unter Umständen kann diese Instruktion, die Aufmerksamkeit auf Anzeichen für Ablehnung zu richten, als eine Form von außengerichteter, aber selektiv negativer Aufmerksamkeit interpretiert werden. Es sollte deshalb ggf. darauf hingewiesen werden, dass zwar einerseits in Verhaltensexperimenten Anzeichen für Ablehnung registriert werden sollten, gleichzeitig aber auch die Aufmerksamkeit auf die Interaktion gerichtet werden sollte.

2. Schritt: Aufsuchen der Situation und Erfassen des Ergebnisses

Die Patientin sucht nun (ggf. begleitet von der Therapeutin) die Situation auf und zeigt das vereinbarte Verhalten (z. B. eine Pause beim Sprechen), um ihre Vorhersagen zu überprüfen. Wichtig ist hierbei, dass kein Sicherheitsverhalten gezeigt wird und die Patientin Interaktionspartner genau beobachtet, ob diese die erwartete negative Reaktion zeigen. Möglichst unmittelbar nach der Situation wird im Verhaltensexperiment-Tagebuch notiert, a) ob das Verhalten gezeigt wurde, b) ob das Sicherheitsverhalten unterlassen wurde und c) ob befürchtete Reaktionen, entsprechend den vorher festgelegten Kriterien, eingetreten sind.

3. Schritt: Schlussfolgerung

Die Reflexion des Ergebnisses sollte in der Anfangsphase der Therapie gemeinsam in der Sitzung vorgenommen werden, um nachträglichen Verzerrungen von dem Patienten entgegenzuwirken. Im Sinne des *geleiteten Entdeckens* regt der Therapeut den Patienten dazu an, die Diskrepanzen zwischen Vorhersagen und Ergebnissen zu erklären. Ziel ist es, dem Patienten einen Anstoß zu geben, seine Überzeugungen zu revidieren. Der Grad der negativen Überzeugung (z. B. Wie stark fanden andere Sie peinlich?) wird nach dem Verhaltensexperiment eingeschätzt, und es wird ggf. versucht, eine alternative Überzeugung zu formulieren (z. B. »Andere akzeptieren mich mehr, als ich bisher dachte«), die dann ebenfalls hinsichtlich des Überzeugungsgrades eingeschätzt wird.

Da die Befürchtungen von Patient:innen mit sozialer Angststörung deutlich übertrieben und verzerrt sind, ergeben sich in der Regel starke Diskrepanzen zwischen Erwartung und Realität. Dies ruft nicht selten die Tendenz hervor, die Diskrepanz zu reduzieren, entweder indem bislang nicht berücksichtigte Faktoren erklären, warum die ansonsten eingetretene Ablehnung nicht erfolgte (»Person war ausnahmsweise nett«) oder indem neue, nicht erfasste Kriterien (»Person hat befangen reagiert, ohne sich etwas anmerken zu lassen«) einbezogen werden. Nicht selten wird die Diskrepanz auch mit den besonderen Bedingungen begründet oder als Zufall eingeordnet. Der Therapeut sollte im Sinne des *geleiteten Entdeckens* Zweifel immer ernst nehmen und gemeinsam mit dem Patienten überlegen, wie die Überzeugung noch eindeutiger geprüft werden kann. Die Schlussfolgerungen werden bei der Planung weiterer Verhaltensexperimente (therapeuten- oder selbstangeleitet) berücksichtigt.

Ein erstes in-vivo-Verhaltensexperiment

Patient:innen berichten häufig, das Gefühl zu haben, von anderen angestarrt zu werden, wenn sie in der Öffentlichkeit nicht einer Handlung nachgehen, sondern durch Passivität auffallen. Das folgende Verhaltensexperiment ist gut geeignet, um die Prinzipien von Verhaltensexperimenten zu verdeutlichen und den Patienten zur Durchführung weiterer Experimente zu motivieren. Um zu überprüfen, ob die Annahme, angestarrt zu werden, tatsächlich zutrifft, suchen Therapeut und Patient eine belebte Umgebung auf, z. B. eine Einkaufsstraße oder einen Bahnsteig. Dort bleibt der Patient kurz stehen, schaut auf den Boden und richtet dabei die ganze Aufmerksamkeit auf sich. Dieses Vorgehen wird höchstwahrscheinlich das Gefühl verstärken, von anderen beobachtet zu werden und im Mittelpunkt der Aufmerksamkeit zu stehen. Ohne den Blick zu heben, wird der Patient dann gebeten, eine Schätzung abzugeben, wie viele Menschen ihn ansehen und wie überzeugt er von dieser Annahme ist (auf einer Skala von 0 % bis 100 %); diese Vorhersage wird im Verhaltensexperiment-Protokoll festgehalten. Anschließend hebt der Patient den Blick und überprüft die Richtigkeit seiner Vorhersage. Die Beobachtung wird dann ebenfalls als Ergebnis in das Protokoll übernommen. Die Diskrepanz wird dann gemeinsam besprochen. Im Allgemeinen wird deutlich überschätzt, wie viele Menschen in Richtung des Patienten schauen.

Verhaltensexperiment-Tagebuch

Situation:	Einkaufsstraße mit vielen Menschen
Erwartung:	Wenn ich das Gefühl habe, von anderen angestarrt zu werden, dann werde ich, sobald ich aufschaue, sehen, dass mich alle Menschen in der unmittelbaren Umgebung anstarren, mindestens 20 Leute. Überzeugung: 80 %
Experiment: ▶ Verhalten, das ich zeigen werde	Stehenbleiben, auf den Boden schauen, auf mich konzentrieren
▶ Reaktionen, die unterlassen werden sollen	Sich unauffällig verhalten
▶ Anzeichen für Zutreffen der negativen Erwartung	Personen starren mich an.
Ergebnis:	Niemand hat mich wirklich angestarrt. Ein paar Leute haben in meine Richtung geschaut, aber gleich wieder weggeschaut.
Schlussfolgerung:	Niemand hat mich angestarrt, obwohl ich das Gefühl hatte, dass man mich anstarrt. Mein Gefühl kann irreführend sein. Überzeugung, dass andere mich anstarren werden: 20 %

In der gemeinsamen Reflektion kann besprochen werden, woran das liegen könnte. Der Therapeut kann auf das Störungsmodell verweisen; das »Gefühl«, angestarrt zu werden, könnte eine Vorstellung sein, die durch Selbstaufmerksamkeit eine große Überzeugungskraft entwickeln könnte.

8.1.2 Explorative Verhaltensexperimente: Sicherheitsverhalten unterlassen

Sobald Fortschritte in der Veränderung von Verarbeitungsprozessen (Selbstaufmerksamkeit, Vorstellungen) erzielt werden, kommen explorative Verhaltensexperimente zum Einsatz, um zunächst zu erkunden, welche Konsequenzen der Verzicht auf Sicherheitsverhalten in problematischen Situationen hat. Dabei begleitet die Therapeutin die Patientin in die Situationen und beobachtet, wie die Patientin die geplanten Experimente umsetzt (s. Beispiel in Kasten). Deshalb kommen für die ersten Verhaltensexperimente nur Situationen im therapeutischen Setting (Praxis, Klinik) oder in der Öffentlichkeit in Frage; das gemeinsame Aufsuchen der Privatsphäre ist ethisch unangemessen.

Dabei sollten Doppelstunden eingeplant werden, um genügend Zeit für die Vor- und Nachbereitung zu haben. Der Therapeut begleitet den Patienten in die angstauslösende Situation und verfolgt die Durchführung des Experiments aus einem angemessenen Abstand. In-vivo Verhaltensexperimente in der Öffentlichkeit haben mehrere Vorteile. Zum einen haben die Erfahrungen für Patient:innen eine hohe Validität, da die Reaktionen anderer glaubwürdig und authentisch sind. Zum anderen können Therapeut:innen dabei auch das Verhalten der Patientinnen beobachten und ggf. Sicherheitsverhalten erkennen, das die Patienten noch nicht mitgeteilt haben. Hierdurch wird eine hohe Glaubwürdigkeit für den Patienten und die Übertragbarkeit auf andere Alltagssituationen hergestellt.

Von zentraler Bedeutung für den Nutzen der Verhaltensexperimente bleibt weiterhin die Instruktion, die Aufmerksamkeit zu externalisieren und Sicherheitsverhalten zu unterlassen. Die Überprüfung der Überzeugungen kann nur geschehen, wenn der Patient seine Aufmerksamkeit ganz nach außen, d. h. auf die Situation lenkt, alle Sicherheitsverhaltensweisen aufgibt und das Eintreten der befürchteten Reaktionen registrieren kann. Die Reflektion der Ergebnisse erfolgt wieder im Therapiezimmer.

Falls die Diskussion des ersten Experiments ergibt, dass es noch keine eindeutige Schlussfolgerung zulässt, besprechen Therapeut und Patient Modifikationen, um die Vorhersagen noch eindeutiger zu überprüfen (z. B. letztes Sicherheitsverhalten aufgeben; versuchen, mehr Aufmerksamkeit auf sich zu ziehen, um negativere Reaktionen zu »provozieren«; die Interaktionspartner noch genauer beobachten). Das modifizierte Verhaltensexperiment wird dann unmittelbar durchgeführt. Falls die Patientin zu große Erwartungsangst vor dem Experiment entwickelt, kann sich auch die Therapeutin zur Verfügung stellen und das Verhalten zeigen, so dass die Patientin die Reaktionen anderer genau beobachten kann. Weiterhin können auch Patient und Therapeut gemeinsam ein Verhaltensexperiment durchführen (z. B. über ein »peinliches« Thema wie Schwitzen laut im Bus sprechen und dabei die Reaktionen der anderen Fahrgäste beobachten).

Wegen der Unvorhersehbarkeit und Mehrdeutigkeit von sozialen Situationen ist eine Auswahl, die sich für In-vivo-Verhaltensexperimente eignen, nicht immer einfach. Es sollte jedoch weniger die Situation als vielmehr die sozialphobische Überzeugung entscheidend sein für die Wahl des Settings. Keinesfalls sollten Situationen als objektive »Auslöser« angesehen werden, wie dies in Situationshierarchien der Expositionsbehandlung oder standardisierten Übungen aus dem Selbstsicherheitstraining der Fall ist! Im Online-Material (**AB 12**) sind einige Beispiele für die Gestaltung von Verhaltensexperimenten aufgenommen, die noch einmal verdeutlichen, wie diese aus den Modellkomponenten abgeleitet werden.

Das Aufsuchen von angstauslösenden Situationen im Alltag ist für die meisten Patient:innen mit dem Erfolgserlebnis verbunden, dass ein bestimmtes, peinliches Verhalten oder Körpersymptom nicht auftritt. Das Aufsuchen der angstauslösenden Situation sollte als eine positive Leistung des Patienten und ein wichtiger Fortschritt in der Therapie von dem Therapeuten verstärkt werden.

Dennoch bleiben zwei der drei wesentlichen Komponenten sozialphobischer Überzeugungen unüberprüft:

- die Erwartung, dass andere Personen das peinliche Verhalten oder Symptom wahrnehmen werden, *wenn es auftritt* (z. B. die Erwartung, dass Zittern anderen auffällt), und
- die Erwartung, dass andere Personen das Verhalten oder Symptom als negativ und peinlich bewerten werden, *wenn sie es wahrnehmen*.

Beide Erwartungen enthalten Vorbedingungen, die durch das alleinige Aufsuchen der angstauslösenden Situation nicht erfüllt sind: Das peinliche Verhalten / Symptom ist nicht aufgetreten und dementsprechend können andere es auch nicht wahrnehmen und bewerten. Werden diese Bedingungen nicht in weiteren Verhaltensexperimenten berücksichtigt, bleiben die sozialängstlichen Überzeugungen bestehen. Deshalb sind in hypothesenprüfenden Verhaltensexperimenten diese Bedingungen gezielt herzustellen, um die Überzeugungen überprüfen und widerlegen zu können!

8.1.3 Hypothesenprüfende Verhaltensexperimente: Verhalten auf Peinlichkeit testen

In hypothesentestenden Verhaltensexperimenten untersuchen Patient:innen, ob ihre schlimmsten Befürchtungen tatsächlich eintreten, wenn sie das vermeintlich peinliche Verhalten oder sichtbare Körpersymptome zeigen. Nun wird deutlich, wie wichtig die genaue Identifikation beider Komponenten für die Planung der hypothesentestenden Verhaltensexperimente ist: Wenn man einen Restaurantbesuch vermeidet, aufgrund der Erwartung, dass aufgrund von Zittern beim Trinken andere denken könnten, dass man Alkoholiker oder psychisch krank ist, ist ein Verhaltensexperiment anders zu gestalten als wenn die Erwartung ist, dass man beim Betreten des Restaurants in den Mittelpunkt der Aufmerksamkeit gerät, weil man sich ungeschickt bewegt und rot wird.

Ziel ist es, in hypothesentestenden Verhaltensexperimenten die (vermeintliche) »Katastrophe« bewusst herbeizuführen und zu beobachten, wie andere Personen darauf reagieren. Dabei zielen die Übungen im Unterschied zu sog. shame-attack-Übungen nicht darauf ab, Verhaltensweisen zu zeigen, die objektiv soziale Normen brechen (z. B. in der Fußgängerzone eine Spielzeugente hinter sich herziehen oder im Sommer laut Weihnachtslieder singen) und somit für jeden Menschen beschämend sind; sondern lediglich solche Verhaltensweisen oder Symptome absichtlich zu zeigen, die im sozialphobischen Überzeugungssystem als peinlich oder blamabel gelten, von den meisten Menschen jedoch als sozial tolerables Phänomen betrachtet werden. Shame-attack-Übungen sind bei Sozialer Angststörung aus Sicht der kognitiven Therapie als wenig hilfreich anzusehen, da sie keine Neubewertung des als peinlich bewerteten Verhaltens ermöglichen. In einigen Fällen können sie sogar kontraproduktiv wirken, da die erlebten Erfahrungen ein zusätzliches soziales »Trauma« hervorrufen können, wenn der Patient tatsächlich der Lächerlichkeit ausgesetzt wird.

Im Folgenden sind einige Beispiele für Verhalten oder Körpersymptome, die im Rahmen sozialer Normen liegen und in Verhaltensexperimenten gezielt eingesetzt werden können:

- im Mittelpunkt der Aufmerksamkeit sein: gezielt ungeschicktes Verhalten zeigen (z. B. in einem Café ein Getränk verschütten); durch auffälliges Verhalten auf sich aufmerksam machen (z. B. in einem öffentlichen Verkehrsmittel jemandem etwas laut zurufen)
- Körpersymptome: Starkes Zittern kann willkürlich hervorgerufen werden, übermäßiges Schwitzen wird durch Befeuchten der Stirn oder Achseln, Erröten durch entsprechendes Make-up simuliert.
- Interaktionssituationen: bewusst über »langweilige« Themen reden, mitten im Gespräch eine Pause machen oder stocken (»Blackout«), Blickkontakt bewusst aufnehmen (»aufdringlich«) oder abbrechen (»nicht zuhören«)

Weitere Beispiele für hypothesentestende Verhaltensexperimente finden sich im Online-Material (**AB 12**).

Die »kritischen« Verhaltensweisen oder Symptome sollten gemeinsam mit der Patientin abgeleitet werden. Dabei sollte deutlich werden, dass das Ziel ist, herauszufinden, ob die Erwartung, dass diese Verhaltensweisen zu negativen Reaktionen führen, in der Situation tatsächlich eintrifft. Die Besprechung löst in der Regel mit der Vorstellung der »Blamage« auch antizipatorische Angst und die Kognition aus, sich zu blamieren. Etwaigen Vermeidungstendenzen kann begegnet werden, indem die Frage diskutiert wird, ob der Patient ein solches Verhalten oder Körpersymptome denn schon einmal bei anderen Personen beobachtet hat. Falls dies der Fall ist, kann weiterhin exploriert werden, ob denn negative Reaktionen *anderer Personen* aufgetreten sind, die anwesend waren. Falls dies noch nicht der Fall war, kann die Wahrscheinlichkeit eingeschätzt werden, wie *andere Personen* negativ reagieren würden, und wie sich diese Reaktionen äußern würden. Hierdurch erhält man auch Informationen über die Kriterien für das Zutreffen der Befürchtung, die im Verhaltensexperiment-Tagebuch aufgenommen werden.

Auch wenn in vorangegangenen Verhaltensexperimenten deutlich geworden ist, dass Sicherheitsverhalten und Selbstaufmerksamkeit nicht hilfreich sind, so werden dennoch vor hypothesentestenden Verhaltensexperimenten oftmals starke antizipatorische Ängste ausgelöst, die erneut mit Vermeidungstendenzen, Sicherheitsverhalten und intensiver Selbstaufmerksamkeit verbunden sind. Deshalb ist es sehr wichtig, dass die Therapeutin erneut die Vermeidungs- und Annäherungsmotive (s. Abschn. 6.3) anspricht; nur wenn die Motivation aktiviert wird, ein positives Ziel zu erreichen (z. B. Selbstbewusstsein zu entwickeln), wird auch die Bereitschaft entwickelt werden können, sich diesem Belastungstest auszusetzen.

Zusätzlich kann es hilfreich sein, wenn zunächst die Therapeutin das »peinliche« Verhalten in einer sozialen Situation simuliert, während die Patientin die Reaktionen anderer beobachten kann. Zum Beispiel kann die Patientin darauf achten, wie die Anwesenden reagieren, wenn die Therapeutin in einem Café ein Getränk verschüttet. Prinzipiell ist es jedoch sehr wichtig, dass die Patientin das vermeintlich peinliche Verhalten selbst durchführt und damit auch als eigene Erfahrung (und damit auch als eigenen Erfolg!) verarbeiten kann.

8.1.4 Fallbeispiel zu hypothesentestendem Verhaltensexperiment

Bei Frau T., einer 48-jährigen geschiedenen Angestellten, wurde ein individuelles Erklärungsmodell abgeleitet, das in Abbildung 8.1 dargestellt ist. Frau T. befürchtete, in Anwesenheit anderer Menschen, beim Essen, Trinken und Schreiben, zu zittern. Sie

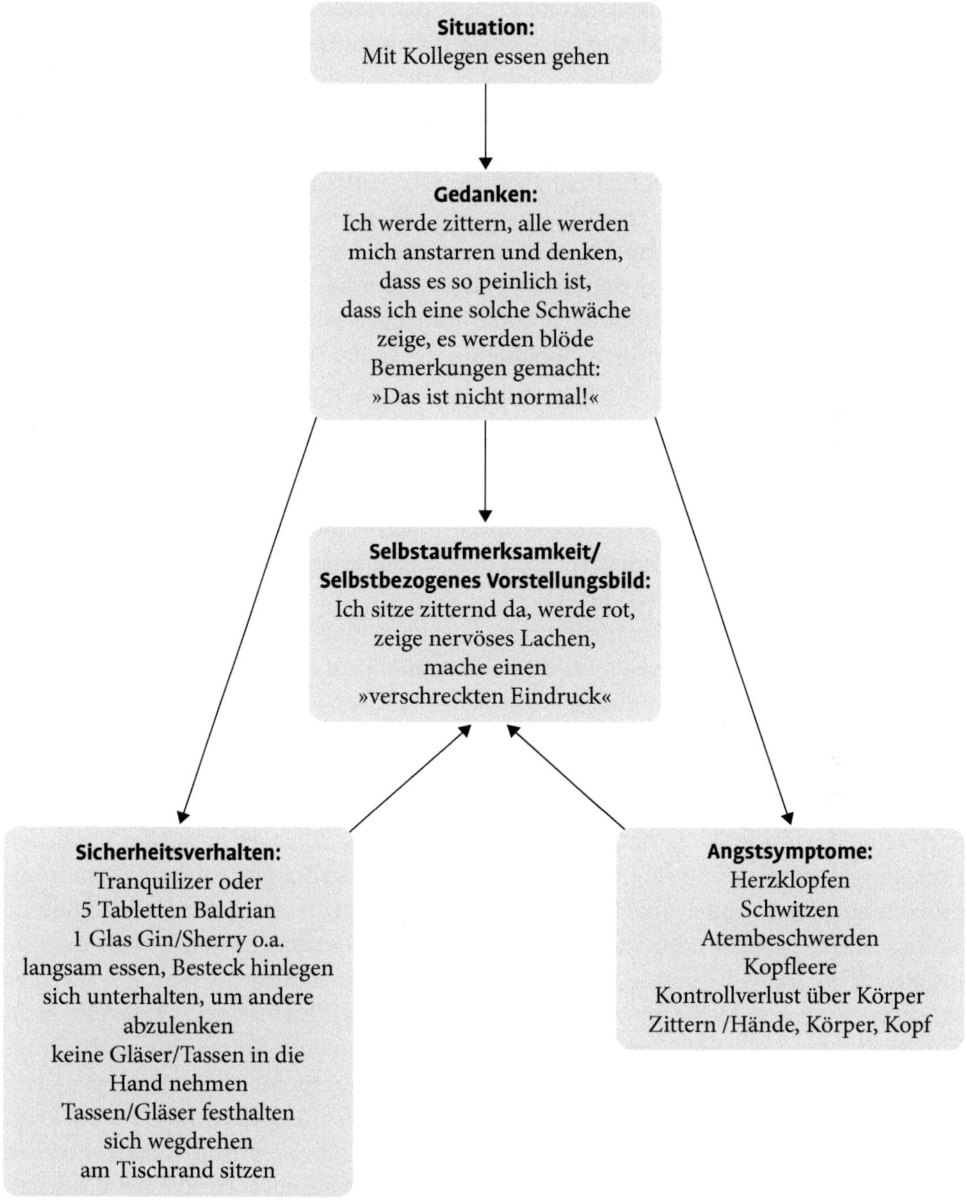

Abbildung 8.1 Erklärungsmodell für eine Patientin mit der Angst zu zittern

nahm an, dass dieses Zittern von anderen Personen bemerkt wird und dass sie deshalb für »schwach« gehalten wird. Sie vermied deshalb eine Vielzahl von Situationen und hatte eine Reihe von Sicherheitsverhalten entwickelt. Die Ängste bestanden seit der Kindheit, Frau T. kann sich an eine auslösende Situation im erweiterten Familienkreis erinnern, als sie beim Kaffeetrinken stark zitterte und ihre Mutter daraufhin eine kritische Bemerkung machte.

Im Verarbeitungsexperiment konnte Frau T. die Erfahrung machen, dass sie durch Selbstaufmerksamkeit und Sicherheitsverhalten (Tassen / Gläser festhalten, sich unterhalten, um andere abzulenken) die Angst eher erhöhte; sie nahm an, dass sie trotzdem sehr unnormal und »schwächlich« wirkt. Im Videofeedback zeigte sich dieser Eindruck jedoch nicht: Insgesamt machte sie einen »normalen« Eindruck, Zittern war nicht zu sehen, lediglich das verkrampfte Festhalten des Glases fiel auf.

Nachdem sie mit der Therapeutin in einem Café in einem explorativen Verhaltensexperiment zunächst herausfand, dass sie ohne Sicherheitsverhalten und Selbstaufmerksamkeit nicht zitterte, wurde nun im hypothesentestenden Verhaltensexperiment im Café überprüft, welche Reaktionen simuliertes Zittern bei anderen auslöst. Es wurde abgesprochen, dass zunächst die Therapeutin, die in der Mitte des Cafés saß, mit der Kaffeetasse zitterte, und die Patientin registriert, ob andere Gäste die Aufmerksamkeit hierauf richteten (dies war aus der Perspektive der Therapeutin nicht der Fall). Dann simulierte die Patientin Zittern mit einem Glas Wasser, wie zuvor im Verhaltensexperiment-Tagebuch vereinbart (s. Abb. 8.2). Obwohl ein Paar, das sich unterhielt, in Blickrichtung der Patientin saß, blieben beide im Gespräch vertieft und zeigten in Mimik und Gestik keine auffälligen Reaktionen. Nach dem Verhaltensexperiment suchten die Therapeutin und Patientin wieder den Therapieraum auf und besprachen die Ergebnisse. Diese wurden in das Verhaltensexperiment-Tagebuch eingetragen.

Das *geleitete Entdecken* konzentrierte sich vor allem auf die Frage, welche Bedeutung Zittern für andere Menschen hat. Die Tatsache, dass auch eine andere Person zitterte, aber offenbar sich nicht dabei stören ließ, weiter Kaffee zu trinken, wies darauf hin, dass sie möglicherweise Zittern als vorübergehendes, »normales« Phänomen betrachtete. Es wurden Gründe für Zittern im Alltag gesammelt; Frau T. wurde jedoch klar, dass Zittern auch ohne Begründung toleriert wird, aber dass sie selbst, auch aufgrund der kritischen Erziehung durch ihre Mutter, eine perfektionistische Einstellung zu solchen Körpersymptomen entwickelt hatte. Als Hausaufgabe aß Frau T. gemeinsam mit Kolleginnen zu Mittag, und experimentierte auch hier gezielt mit (moderatem) Zittern, ohne dass sie negative Reaktionen bemerkte. Eine besondere Herausforderung für Frau T. war einige Wochen später eine kleine Familienfeier anlässlich ihres Geburtstages, bei der sie nicht nur selbst essen und trinken musste, sondern den Gästen auch Kaffee eingießen, Dinge reichen musste usw. In den Therapiesitzungen wurde besprochen, dass sie vor allem Sicherheitsverhalten und Selbstaufmerksamkeit unterlasse, jedoch nicht mehr auf kritische Reaktionen achten sollte, sondern sich vor allem auf einen Ablauf konzentrieren sollte, der für sie persönlich angenehm ist. Dies konnte sie auch erfolgreich umsetzen und bewertete das Ereignis als einen wichtigen »Neubeginn« ohne fortlaufende Ängste.

Situation:	Café besuchen
Erwartung:	Wenn ich mit der Tasse zittere, werden andere Gäste aufmerksam werden und dies in Gestik oder Mimik zeigen
Experiment: ▶ Verhalten, das ich zeigen werde	Therapeut macht Zittern vor, ich beobachte die Reaktionen. Dann werde ich mit der Tasse so deutlich zittern, dass es sichtbar sein muss.
▶ Reaktionen, die unterlassen werden sollen	Nicht am Rand des Raumes Platz nehmen, Tasse nicht festhalten, sondern langsam zum Mund führen, Aufmerksamkeit nicht auf sich, sondern auf den Raum richten
▶ Anzeichen für Zutreffen der negativen Erwartung	Z.B. das Gespräch unterbrechen, tuscheln, mich abwertend ansehen oder lächeln

Eintragungen nach dem Experiment:

Ergebnis:	Ich habe Zittern ohne Sicherheitsverhalten gezeigt, und aufmerksam Andere beobachtet. Niemand der Anwesenden (ca. 5 Personen im Blickfeld) nahm Notiz von der Therapeutin, und auch nicht von mir. Selbst das Paar vor mir setze die Unterhaltung ohne Pause fort. Eine der anwesenden Gäste zitterte beim Kaffeetrinken selbst.
Schlussfolgerung:	Zittern ist offensichtlich für andere nicht so wichtig, sie finden es vielleicht sogar normal, vielleicht aus Müdigkeit oder Unkonzentriertheit.

Abbildung 8.2 Tagebucheintragung für das hypothesentestende Verhaltensexperiment

8.1.5 Selbstgeleitete Verhaltensexperimente und Experimentieren als Lebensstil

Wenn durch therapeutengeleitete Verhaltensexperimente genügend Erfahrung gesammelt wurde, sollte der Patient weitere Verhaltensexperimente als Hausaufgabe durchführen. Diese werden vorab gemeinsam mit dem Therapeuten in der Sitzung besprochen und geplant, wobei Situation, Verhalten und Kriterien im Verhaltensexperiment-Tagebuch festgehalten werden. Weiterhin sollten jedoch Ergebnisse der selbst durchgeführten Experimente während der Therapiesitzung ausgewertet werden, um angemessene Schlussfolgerungen aus den gemachten Erfahrungen zu gewährleisten und neue Bewertungsmuster zu konsolidieren. Häufig ergeben sich bei der Besprechung der Hausaufgaben neue Fragen, die dann direkt in weiteren Experimenten überprüft werden können.

Es ist zu beachten, dass es Patienten anfangs oft schwerfällt, jegliches Sicherheitsverhalten abzulegen. Die Besprechung der Hausaufgaben hilft daher auch dabei, subtile Verhaltensweisen zu erkennen, die weiterhin zur Aufrechterhaltung sozialphobischer

Überzeugungen beitragen und in der weiteren Therapie berücksichtigt werden müssen. Zusätzliche Fortschritte können erzielt werden, indem eine »Null-Vermeidungs-Woche« vereinbart wird, in der der Patient konsequent auf alle Sicherheitsverhaltensweisen verzichtet.

Es ist wichtig, vor allem die Veränderung der Kognition, wie sie im Ausgangsmodell formuliert wurde, im Fragebogen zu Veränderungsprozessen weiterhin zu erfassen. Wenn sich zunehmend Veränderungen in positiver Richtung ergeben, können Verhaltensexperimente auch als ein Instrument genutzt werden, um Entwicklungsprozesse zu fördern, die nicht mehr nur in der Überwindung von Ängsten bestehen, sondern in der Entfaltung von eigenen Ressourcen und Verfolgung von Lebenszielen. In der Therapie verlagert sich der Schwerpunkt dann stärker auf die Planung von Experimenten, die Spaß machen und Interesse oder Neugier betonen.

Ziel ist es, Erfahrungen zu sammeln, wie andere reagieren, wenn Patient:innen ihr Verhalten ändern, und Möglichkeiten zu entdecken, eigene Bedürfnisse und Interessen so zu äußern, dass andere diese wahrnehmen und darauf eingehen. Verhaltensexperimente können helfen, neues Verhalten auszuprobieren und herauszufinden, wie andere hierauf reagieren. Möglicherweise bestehen auch Befürchtungen, dass andere diese Veränderungen nicht akzeptieren. Ein Beispiel wäre es, mit einer Freundin oder dem Partner über Aspekte zu sprechen, die bislang nicht zur Sprache kamen und möglicherweise ein Tabu darstellen, etwa eingeschliffene Verhaltensmuster und Gewohnheiten, die man verändern möchte.

8.1.6 Umfragen

Nicht immer lassen sich in Verhaltensexperimenten eindeutige verbale oder nonverbale Rückmeldungen von anderen Personen feststellen, wie diese Verhaltensweisen bewerten, die als peinlich empfunden werden. Um diese Einstellungen direkter zu erfassen, können sogenannte Umfragen eingesetzt werden.

Bei Umfragen haben Patient:innen die Möglichkeit, andere Personen gezielt nach ihrer Meinung zu einem bestimmten Verhalten oder Symptom zu fragen, das sie als peinlich empfinden. Diese Umfragen können beispielsweise direkt, durch Befragung von Personen auf der Straße, oder auch per E-Mail durchgeführt werden. Die Fragen sollten von dem Patienten selbst ausgewählt werden, um glaubhaft zu sein. Zu Beginn einer Umfrage können geschlossene Fragen (»Finden Sie … peinlich?«) weniger geeignet sein als offene Fragen; Fragen, die sich auf die spezifische Befürchtung beziehen, sollten dann eher am Schluss der Umfrage platziert werden.

Beispiel • Umfrage zu Erröten

(1) Gibt es Situationen, in denen Sie erröten?
(2) Welche Situationen sind es, die Sie zum Erröten bringen?
(3) Wenn Sie selbst erröten, was denken Sie darüber?

(4) Nehmen Sie wahr, wenn andere Personen erröten?
(5) Was denken Sie über diese Personen?
(6) Wenn Sie bemerken, dass jemand in einer normalen Unterhaltung errötet, was würden Sie über die Gründe vermuten?
(7) Würden Sie denken, die Person sei merkwürdig oder unnormal?

Um einen möglichst repräsentativen Querschnitt an Meinungen zu erhalten, sollten, je nach Aufwand, möglichst viele Personen befragt werden. In der Sitzung werden die Ergebnisse dann gemeinsam mit der Patientin ausgewertet. Dabei zeigt sich häufig, dass die als problematisch empfundenen Verhaltensweisen oder Symptome seltener wahrgenommen und deutlich weniger kritisch bewertet werden, als erwartet. Für viele Patienten ist es zudem erleichternd zu sehen, wie unterschiedlich und subjektiv die Bewertungen ausfallen können.

8.2 Verbale Methoden zur Umstrukturierung sozialphobischer Überzeugungen

8

Verbale Methoden der kognitiven Umstrukturierung, wie z. B. Sokratischer Dialog und geleitetes Entdecken, stellen eine wichtige Ergänzung von Verhaltensexperimenten dar. Im Folgenden werden einige Techniken vorgestellt, die sich auch auf die Veränderung von antizipatorischen und nachträglichen Verarbeitungsprozessen beziehen. Generell sei betont, dass das Vorgehen nicht in der schematischen Umsetzung von Techniken besteht, sondern sich daran orientieren sollte, wie am effektivsten Veränderungsprozesse bezüglich problematischer Überzeugungen unterstützt werden können.

8.2.1 Sokratischer Dialog und geleitetes Entdecken

Die Überprüfung von negativen Kognitionen im Gespräch stellt einen Gesprächsstil dar, der als »Sokratischer Dialog« bezeichnet wird. Hierunter versteht man ein beharrliches Nachfragen, das den Befragten anleitet, neue Aspekte seiner Probleme zu entdecken und Schlussfolgerungen daraus zu ziehen. Auf diese Weise werden typische Denkfehler und alternative Interpretationsmöglichkeiten herausgearbeitet. Diese können auch in einem Gedankentagebuch festgehalten werden, verbunden mit der Aufgabe, angemessenere Einschätzungen einzuüben.

Dabei verfolgt der Therapeut bestimmte Prinzipien, die folgende Schritte umfassen:
(1) Sammeln von Belegen, die für das Zutreffen einer Überzeugung sprechen
(2) Sammeln von Belegen gegen das Zutreffen der Überzeugung
(3) Formulierung einer angemesseneren Bewertung (»rationale Antwort«)

Im Gegensatz zum Verhaltensexperiment, bei dem empirische Evidenzen durch die Erfahrung geprüft werden, sind beim Sokratischen Dialog logische Evidenzen und rationale Kriterien entscheidend.

Fragetechniken im Sokratischen Dialog und geleitetes Entdecken

- Welche Belege gibt es für die Sichtweise?
- Welche Belege gibt es gegen die Sichtweise?
- Woran können Sie das feststellen?
- Welche alternativen Sichtweisen gibt es?
- Was ist das Schlimmste, was passieren könnte? Ist das Schlimmste bisher schon einmal eingetreten? Wenn nicht, warum nicht? Wenn ja, wie häufig?
- Wie denken andere darüber?
- Was würde ich denken, wenn jemand anderes sich so verhält?
- Wie würden Sie an einem Tag darüber denken, an dem Sie sich besser fühlen (keine Angst haben)?
- Welche Erfahrungen haben Sie in der Vergangenheit gemacht? Gab es auch andere Erfahrungen? Beschreiben Sie, wie die anderen Erfahrungen abliefen.

Häufig wird im Zusammenhang mit Sokratischem Dialog auch geleitetes Entdecken verwendet, teilweise als Synonym. Der Autor schlägt jedoch vor, geleitetes Entdecken stärker als einen Gesprächsstil zu definieren, der auf einen Perspektivwechsel abzielt und hierbei nicht (nur) mit Logik, sondern vor allem auch mit veränderten Verarbeitungsprozessen (z. B. persönlichen Vorstellungen, Aufmerksamkeit, Erinnerungen) arbeitet. Dies impliziert, dass die Therapeutin im Gespräch nicht im Sinn von Logik argumentiert, sondern versucht, im Gespräch neue Vorstellungen, Erinnerungen und Aufmerksamkeitsprozesse in Gang zu setzen.

Eine weitere Strategie zum Hinterfragen von Bewertungen stellt die Pfeilabwärts-Technik dar. Der Therapeut fragt, welche Konsequenzen die Patientin genau befürchtet, und fragt dann sukzessive im Anschluss, was daran schlimm wäre (s. Kasten). Durch die zunehmend gravierenderen Schlussfolgerungen wird die Diskrepanz zu dem Anlass, einer Verhaltensweise oder einem Angstsymptom, immer deutlicher. Patient:innen wird bewusster, welche logische Verzerrungen in ihrem Denken zu den Befürchtungen beitragen.

Dialog • Beispiel für Pfeil-Abwärts-Technik

P: »Ich vermeide Situationen, in denen ich mich mit Personen unterhalten muss, die ich nicht kenne.«

T: »Was befürchten Sie, könnte passieren?«

P: »Ich könnte stockend und holprig sprechen.«

T: »Und was wäre dann?«

P: »Mein Gesprächspartner könnte es bemerken.«

T: »Welche Bedeutung hätte es, wenn Ihr Gesprächspartner wahrnimmt, dass Sie stockend sprechen?«

P: »Er könnte denken, dass ich nervös bin.«

T: »Was wäre das Schlimme daran?«

P: »Er würde sich darüber wundern, dass ich in dieser Alltagssituation nervös werde.«

T: »Welche Bedeutung hat es für Sie, wenn er sich wundern würde?«

P: »Dass für andere Menschen eine solche Situation eine Leichtigkeit ist.«

T: »Was ist das Schlimme daran?«

P: »Wenn ich sogar schon in dieser Alltagssituation nervös bin, heißt das, dass ich ein Versager bin.«

T: »Die Tatsache, dass Sie in einem Gespräch holprig sprechen, beweist, dass Sie ein Versager sind?«

P: …

8.2.2 Veränderung antizipatorischer und nachträglicher Verarbeitung

Die in dem Modell von Clark und Wells beschriebenen Verarbeitungsmechanismen (Sicherheitsverhalten, Selbstaufmerksamkeit, Vorstellungen und Erinnerungen) sind nicht nur in sozialen Situationen für die Aufrechterhaltung von Fehlbewertungen verantwortlich, sondern auch vor und nach solchen Situationen.

Antizipatorische Verarbeitung

Bereits vor der kritischen Situation werden selektiv frühere (vermeintliche oder tatsächliche) Versagenserlebnisse erinnert. Die Vorstellungen kreisen um den schlimmsten Ausgang der bevorstehenden Situation. Dadurch kommt es zu einem sehr hohen Angstniveau vor Konfrontation mit der Situation, das häufig in Vermeidung resultiert. Zusätzlich wird Sicherheitsverhalten initiiert, um sich frühzeitig auf die Situation vorzubereiten. Patient:innen mit Sozialer Angststörung machen sich intensiv Sorgen darüber, wie sie die Blamage verhindern oder ihr zumindest entgegenwirken können. Die ungünstigen Auswirkungen dieser Erwartungsangst sind den Patient:innen zumeist nicht bewusst; vielmehr nehmen sie an, dass eine intensive Vorbereitung Schlimmeres verhütet. Somit besteht eine wichtige Aufgabe der Therapie nicht nur in der Bewusstmachung, dass die negativen Erwartungen unrealistisch sind, sondern auch in dem Abbau exzessiver Vorbereitung als antizipatorisches Sicherheitsverhalten, um das Aufschaukeln der Angst und einer möglichen Vermeidung der sozialen Situation entgegenzuwirken.

Antizipatorische Verarbeitungsprozesse können durch kontinuierliches Protokollieren bewusstgemacht werden. So kann im Selbstbeobachtungsprotokoll (s. Arbeitsblatt) durch Eintragen eines expliziten Bezugs zu einem zukünftigen Ereignis verfolgt werden, wie sich bereits Tage oder sogar Wochen vor einer Situation Verarbeitungsprozesse, Gefühle, Gedanken und Verhalten verändern. Dementsprechend können diese antizipatorischen Verschlechterungen identifiziert und durch verbale Interventionen und Verhaltensexperimente bearbeitet werden. Verhaltensexperimente können dabei zwei Ziele verfolgen:

- Durch explizite Operationalisierung der negativen Erwartungen und Festlegung des Verhaltens sowie genauen Kriterien für das Eintreten der Befürchtung im Verhaltensexperiment-Tagebuch kann demonstriert werden, wie unrealistisch die Erwartungen waren.
- Durch Unterlassen von antizipatorischem Sicherheitsverhalten (Maßnahmen zur Vorbereitung auf die Situation, Verhindern einer Blamage) sowie Förderung günstiger Verarbeitungsweisen (aufgabenbezogene Aufmerksamkeit, positive Vorstellungen und Erinnerungen, Vergegenwärtigen der Annäherungsmotivation) kann überprüft werden, ob die bisher verfolgten Prinzipien sich auch auf antizipatorische Angst positiv auswirken.

Ein solches Verhaltensexperiment kann auch durch die Ankündigung eingeleitet werden, dass die Patientin in einer nachfolgenden Sitzung, »als Verhaltensexperiment«, eine Rede vor Zuhörern halten soll. Tatsächlich aber beginnt das Experiment bereit vor der Sitzung, indem nach dieser Ankündigung negative Gedanken und Vorstellungen, Angst sowie Sicherheitsverhaltensweisen im Selbstbeobachtungsprotokoll erfasst werden. Durch geleitetes Entdecken kann der Patientin die Einsicht in die antizipatorischen Veränderungen vermittelt werden, und es können die oben dargestellten Ziele verfolgt werden.

Nachträgliche Verarbeitung

Auch *nach* sozialen Situationen grübeln Patienten mit Sozialer Angststörung noch häufig über die Situation nach. Dabei rufen sie sich vor allem Gefühle von Angespanntheit und Angst ins Gedächtnis und schließen hieraus, dass ihr Eindruck, versagt zu haben, die Realität darstellt. Das eigene Verhalten wird in kritischen Situationen im Nachhinein als negativer bewertet als es unmittelbar in oder nach der Situation der Fall war. Dies hat in der Therapie zur Folge, das erfolgreiche Verhaltensexperimente und positive Erfahrungen im Nachhinein als Fehlschlag uminterpretiert und Fortschritte wieder zunichte gemacht werden.

Die Identifikation nachträglicher Verarbeitung kann in gleicher Weise wie bei der antizipatorischen Verarbeitung über Selbstbeobachtungsprotokoll erfolgen. Zusätzlich kann in der Therapiesitzung mithilfe geleiteten Entdeckens die negativen Gedanken und Vorstellungen identifiziert werden, die nach einer Situation eintreten. Nachdem es dem Patienten bewusster wird, dass er nach sozialen Situationen durch Umbewertungen eine verzerrte Sichtweise entwickelt, können verschiedene behaviorale und verbale Überprüfungsstrategien eingesetzt werden:

- Im Rahmen von therapeutengeleiteten Verhaltensexperimenten lassen sich Einschätzungen unmittelbar nach der kritischen Situation mit Einschätzungen, die zu einem späteren Zeitpunkt erhoben werden, vergleichen. In der Regel zeigt sich, dass die Einschätzungen mit größerem zeitlichem Abstand dazu tendieren, negativer zu werden, da Patient:innen selektiv negative Aspekte der Situation innerlich immer wieder durchspielen.
- Im Rahmen von selbstangeleiteten Verhaltensexperimenten ergeben sich häufig ähnliche Verzerrungen: Auch hier werden Patient:innen angeleitet, sich eine zurückliegende Situation ins Gedächtnis zu rufen und eine erneute Einschätzung vorzunehmen. Anhand des vorher ausgefüllten Verhaltensexperiment-Tagebuches lassen sich dann Übereinstimmungen und Diskrepanzen zwischen den Einschätzungen verdeutlichen.
- Zusätzlich kann es sinnvoll sein, Patient:innen die negativen Gedanken der nachträglichen Verarbeitung aussprechen bzw. protokollieren zu lassen. Die Patientin kann auch dazu angeleitet werden, die zurückliegende Situation möglichst objektiv zu beschreiben. Bei Patienten, denen dies besonders schwerfällt, kann die Kamera-Perspektive eingenommen werden (»Was hätte eine Kamera von außen aufgenommen?«). Anhand der Diskrepanz zwischen Erinnerung und objektiver Beschreibung kann die Verzerrung in der Informationsverarbeitung explizit verdeutlicht und benannt werden.
- Durch die Veränderungen im Selbstbeobachtungsprotokoll können Patient:innen erkennen, wie sich nach kritischen Situationen erhöhte Selbstaufmerksamkeit und Grübeln entwickeln und immer wieder Gedanken und innere Vorstellungen zur kritischen Situation zurückkehren. Dies kann helfen, den automatisierten Ablauf der nachträglichen Verarbeitung zu unterbrechen und die Aufmerksamkeit auf die aktuelle Situation oder anstehenden Aufgaben zu richten.

8.3 Veränderung eines negativen Selbstwertgefühls

Ein wichtiger Faktor, der zur Aufrechterhaltung der Sozialen Angststörung beiträgt, ist ein negatives Selbstkonzept, das die Erwartung von Ablehnung in sozialen Situationen begünstigt. Aus kognitiver Sicht ist ein negatives Selbstwertgefühl eine Grundüberzeugung, die ein Muster von negativer Selbstbewertung, negativen Emotionen und selektiv negative Verarbeitungsmechanismen darstellt. Die zeitliche Stabilität des negativen Selbstwertkonzeptes wird durch die aufrechterhaltenden Mechanismen erklärt: Die Aktivierung selektiv negativer, episodischer und semantischer Gedächtnisinhalte und selektiv negativer Aufmerksamkeit, Vorstellungen und Fehlinterpretationen gehen mit negativen Kognitionen und Emotionen sowie ungünstigen Verhaltensmuster (Vermeidung, Rückzug) einher, die gemeinsam ein rigides und stabiles Netzwerk ergeben. Charakteristische Überzeugungen sind Selbstbewertungen wie »nichts wert zu sein«, »unzulänglich«, »schlecht«, »unfähig«, »langweilig« zu sein. Ein spezifisch auf Grundannahmen von Patient:innen mit Sozialer Angststörung bezogener Fragebogen stellt der

Fragebogen zu sozialphobischen Einstellungen (SPE) dar (s. **AB 8**). Die Auswertung des Fragebogens auf Einzel-Item-Ebene bietet eine gute Basis für die Identifizierung typischer Grundüberzeugungen von Patient:innen mit Sozialer Angststörung.

Frühere negative Erfahrungen haben in vielen Fällen zur Entwicklung solcher Annahmen beigetragen (vgl. Kapitel 2):

- systematische, andauernde Bestrafung, Vernachlässigung, Missbrauch
- Nichterreichen elterlicher Anforderungen
- Nichterreichen von Standards der Bezugsgruppe
- unkontrolliertem, gestresstem Verhalten anderer ausgesetzt gewesen sein (z. B. gereiztes Verhalten eines Elternteils aufgrund von beruflichem Stress)
- Angehöriger einer Familie oder Gruppe zu sein, die mit Vorurteilen bedacht wird (z. B. ethnische Zugehörigkeit)
- Fehlen positiver Aspekte (Wärme, Interesse, Zuneigung)
- Außenseiter bzw. Außenseiterin in Familie oder Schule sein
- traumatische Erlebnisse
- Mobbing
- Missbrauch in intimen Beziehungen
- andauernder Stress

Beispiele für entsprechende Lebensereignisse sind z. B., dass die Ursprungsfamilie isoliert gelebt hat und altmodisch oder ausgesprochen arm war, als einzige Familie in einer Umgebung von Akademikern über keine Schulabschlüsse verfügte, mehrmals umgezogen ist, der Betroffene als Kind dick war und deshalb von Mitschülern gehänselt worden ist usw. Solche Erfahrungen können also dazu führen, negative Schlussfolgerungen über die eigene Person zu ziehen, die dann durch Verarbeitungsprozesse aufrechterhalten werden (s. Kap. 2): Selektive Ausrichtung der Aufmerksamkeit (nur das wird wahrgenommen, was zum Schema passt) und der Interpretation (positive oder neutrale Informationen werden negativ bewertet) sowie Sicherheitsverhalten und Vermeidungsverhalten sind dafür verantwortlich, dass ein negatives Selbstbild trotz (möglicher oder tatsächlicher) gegenteiliger Erfahrungen aufrechterhalten bleibt.

Aufgrund dieses rigiden, stabilen Netzwerkes von sich gegenseitig aufrechterhaltenden Mechanismen ist die Veränderung negativer Grundannahmen in der Regel deutlich schwieriger und langwieriger als die Veränderung situationsbezogener, negativer automatischer Gedanken. Dementsprechend ist für die Modifikation zentraler Grundannahmen eine längere Therapiephase notwendig, deren Dauer von solchen Faktoren wie der Therapiemotivation und Mitarbeit des Patienten, vorhandenen Ressourcen des Patienten und dem Vorhandensein einer Vermeidend-Selbstunsicheren Persönlichkeit oder komorbider Depression abhängig ist. Um eine möglichst breite Basis für Erfahrungen zu schaffen, die eine Veränderung der Grundüberzeugungen und des Selbstbilds ermöglichen, ist der Einsatz verschiedener, verbaler und behavioraler Methoden sinnvoll.

Den »roten Faden« für diesen Therapieabschnitt, der allen Methoden zugrunde liegt, bilden Verhaltensexperimente und verbale Interventionen. Im Folgenden werden zusätzlich einige kognitive Techniken vermittelt, die speziell auf die Veränderung von Grundüberzeugungen bezüglich des Selbst in der Gegenwart ausgerichtet sind. Eine darüber hinausgehende, explizitere Bearbeitung der vergangenen Lebenserfahrungen kann durch Imagery rescripting und historische Überprüfung (s. Abschn. 7.4) und durch schematherapeutische Interventionen wie Stuhldialog (s. Abschn. 8.4) erreicht werden. Entscheidender »Motor« für die Entwicklung eines positiven Selbstwertgefühls bilden jedoch Erfahrungen aus hypothesenprüfenden und entwicklungsorientierten Verhaltensexperimenten (s. Abschn. 8.1).

Bildung von Kontinua

Da Grundannahmen oder Schemata meist dichotom, polarisiert gefasst sind (z. B. entweder schwach oder stark sind) kann eine Intervention darin bestehen, gezielt mögliche Abstufungen dazwischen (Schattierungen) mit dem Patienten zu erarbeiten. Dies kann mit der Kontinuum-Methode geschehen. Ein Beispiel: Ein Patient sieht sich selbst als ein langweiliger Mensch und ängstigt sich deshalb davor, Gespräche mit anderen Menschen zu beginnen. Wenn diese Annahme herausgearbeitet wurde, wird der Patient dazu aufgefordert zu beschreiben, was einen langweiligen Menschen ausmacht. Der Therapeut zeichnet eine visuelle Skala mit den Endpunkten 0 und 100. Dann werden nach und nach die verschiedenen Grade (20, 40 usw.) beschrieben bzw. mit Beispielen versehen, und der Patient kann den verschiedenen Ausprägungen Menschen zuordnen, die er kennt. Schließlich gibt er sich selbst einen Platz auf diesem Kontinuum (s. Abb. 8.3).

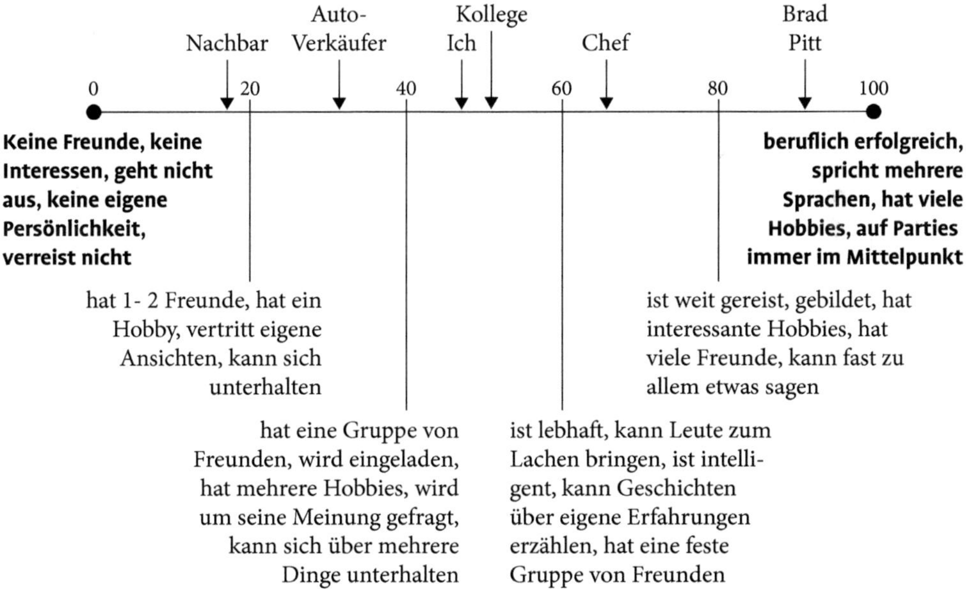

Abbildung 8.3 Kontinuum zur Überzeugung: »langweilig sein«

8

Profil-Vergleiche

Eine Erweiterung dieser Methode stellt die Arbeit mit Profil-Vergleichen dar, die auf eine Differenzierung des Selbstbildes abzielt (s. Beisp. in Abb. 8.4). Es wird ein Konzept aufgefächert in verschiedene Bestandteile und für jeden Aspekt wird ein Kontinuum aufgetragen: Die eigene Person und andere Menschen werden auf den Dimensionen markiert, sodass für jeden ein Profil entsteht. Beispiel: Was macht einen achtbaren Menschen aus? Nicht zu stehlen oder zu lügen, respektvoller Umgang mit anderen Menschen usw.

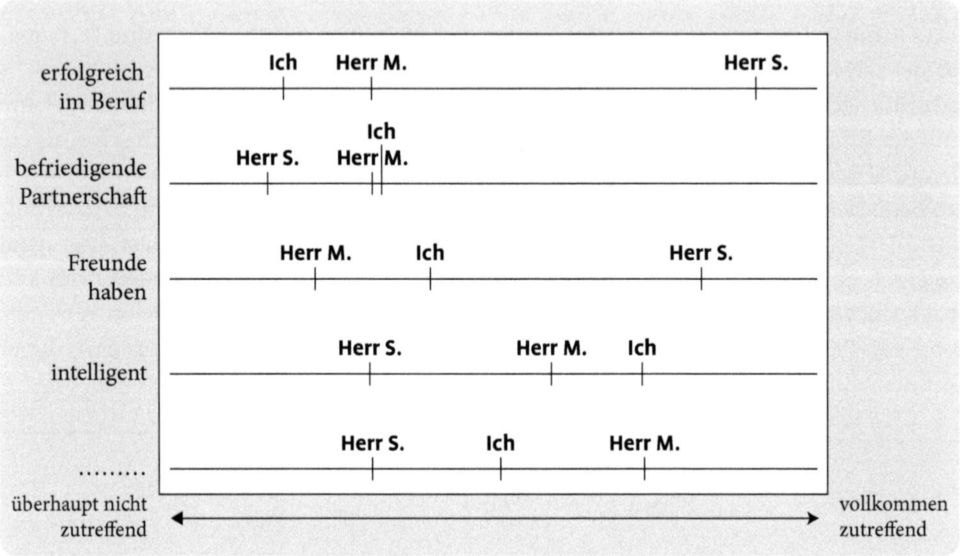

Abbildung 8.4 Profilvergleich: »Ich bin ein Versager«

Die Bearbeitung negativer Schemata, insbesondere eines niedrigen Selbstwertgefühls, setzt zunächst deren Konkretisierung und Verbalisierung voraus: Grundannahmen sind zunächst nicht klar in Worte gefasst, sondern sind mehr als Gefühl in Bezug auf die eigene Person wahrnehmbar. Sprachliche Benennung und Konkretisierung können heftige negative Emotionen hervorrufen. In einer solchen Situation muss der Therapeut sehr aufmerksam und empathisch sein und dem Patienten verdeutlichen können, dass dieses Gefühl nicht ewig andauern wird und dass dies ein Schritt in Richtung Besserung ist. Um eine Distanzierung zu fördern, kann es hilfreich sein, sich in die Perspektive einer anderen Person zu versetzen (»Was würden Sie einem Freund raten, der etwas Ähnliches von sich sagen würde?«).

Tortendiagramm

Dies ist eine sehr anschauliche Methode, um zu verdeutlichen, dass es mehrere Erklärungen für oder Einflussfaktoren auf ein Ereignis gibt. Sie sind vor allem dann sinnvoll, wenn Befürchtungen ausschließlich um das eigene Nichtfunktionieren oder Auffälligwerden kreisen, das (vermeintlich) durch das Sichtbarwerden körperlicher Symptome oder vermeintlich blamabler Verhaltensweisen hervorgerufen wird. Es werden alle in Frage kommenden Einflussfaktoren oder Erklärungen zusammengetragen und deren Anteil an dem Zustandekommen eines Ereignisses in einem Kreis (»Torte«) eingezeichnet (s. Abb. 8.5). Ein Beispiel: Ein Patient fürchtet, keine guter Gastgeber zu sein. Die Therapeutin erfragt sodann, was zu dem Gelingen eines Festes beiträgt. Weiterhin bittet sie den Patienten um eine Einschätzung, wie stark dieser Aspekt von Bedeutung ist, und zeichnet den Winkel im Kreis entsprechend groß (»Tortenstück«). Auf einer generelleren Ebene kann auch die Tendenz zur übermäßigen Konzentration auf die Bewertung durch andere, durch Vergleich mit anderen Lebensbereichen, veranschaulicht werden (s. Abb. 8.5).

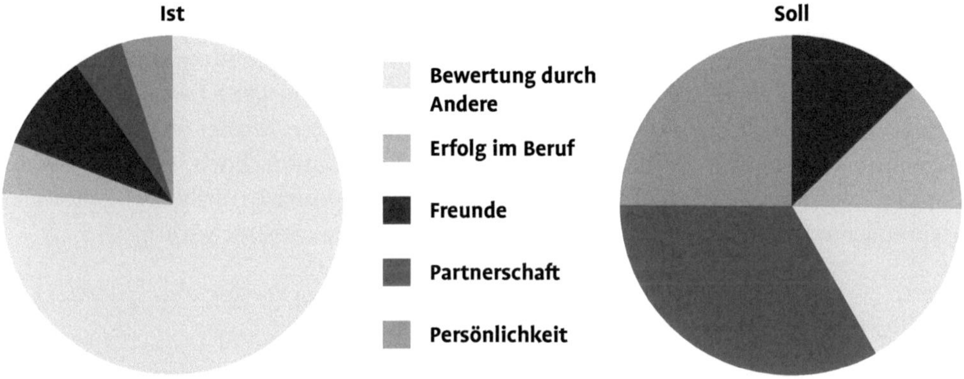

Abbildung 8.5 Tortendiagramm zur Frage: Was ist mir in meinem Leben wichtig?

Die Metapher des Vorurteils

Die Verwendung der Vorurteils-Metapher beinhaltet, die Patientin zu fragen, ob sie jemanden kennt, der Vorurteile in Bezug auf eine Personengruppe hat und was sie vorschlagen würde zu tun, damit diese Person ihr Vorurteil revidiert. Sodann lenken Sie die Patientin zu der Erkenntnis, dass sie in vergleichbarer Weise mit sich selbst umgeht, hartnäckig an einem Vorurteil in Bezug auf sich festhält.

Positiv-Tagebuch

Um die Aufmerksamkeit des Patienten gezielt auf positive Aspekte zu lenken, ist es sinnvoll, das Führen eines Positiv-Tagebuchs zu vereinbaren: Dazu ist es notwendig, zuerst eine Liste von positiven Eigenschaften, Interessen, Fertigkeiten, Stärken usw. zu erstellen. Als günstig hat es sich erwiesen, wenn eine Mindestanzahl (5 oder 10) vorgegeben wird, denn Patient:innen berichten spontan, dass ihnen gar keine oder nicht viele einfallen werden. Weiterhin ist es möglich, den Patienten zu bitten, dass ein Freund für ihn eine solche Liste erstellt. Bei der weiteren Handhabung gibt es zwei Möglichkeiten: Der Patient notiert entweder die Situationen und die Eigenschaft, die sich hier »in Aktion« gezeigt hat, oder er notiert zusätzlich, *wie* er mit diesem Erlebnis umgegangen ist: Ob er es ignoriert, vergessen, abgewertet oder verzerrt hat. Die Abbildung 8.6 gibt ein Beispiel wieder.

Mögliche Hinweise auf Attraktivität	Mo	Di	Mi	Do	Fr	Sa	So
angelächelt werden	✓✓	✓✓✓	✓✓✓✓	✓✓✓	✓✓✓✓	✓✓✓✓✓	✓✓✓✓✓
mir wird Kompliment gemacht			✓			✓	
werde eingeladen					✓		
um Hilfe gebeten worden	✓✓			✓			
besucht werden						✓	✓

Abbildung 8.6 Positiv-Tagebuch zur Überzeugung, »unattraktiv zu sein«

Hausaufgaben

Obwohl Hausaufgaben in allen Therapiephasen eine große Bedeutung zukommt, sind sie im Bereich der Modifikation von Grundannahmen von ganz besonderer Wichtigkeit: Im Hinblick auf die Chronizität der entsprechenden Muster kann davon ausgegangen werden, dass die Menge an »korrektiver Information« hoch sein muss. Dementsprechend ist die kontinuierliche Förderung eines positiven Selbstwertgefühls in Hausaufgaben durch Positiv-Tagebuch und Verhaltensexperimente wichtig.

Fallbeispiel • Negatives Selbstwertgefühl von Frau T.

Frau T. hat im Laufe der Therapie sehr viele Übungen gemacht zum Essen, Trinken und Schreiben vor anderen und dabei erfahren, dass sie nur wenig oder nicht zittert. Trotzdem erlebte sie noch manchmal Angst in diesen sozialen Situationen. Mithilfe des Selbstbeobachtungsprotokolls konnte beobachtet werden, dass sie sich häufig, selbst in positiven Situationen, abwertet. Weiterhin wurde mit Fragen nach der Pfeilabwärts-Technik deutlich, dass sie sich selbst als »Schwächling« sieht. Dem konnten nach und nach Aspekte gegenübergestellt werden, die Zeichen für Stärke sind: Frau T. konnte erkennen, dass sie aufgrund ihrer aktiven Mitarbeit Depression und Soziophobie nun im Wesentlichen bewältigen kann und dass sie ihren Arbeitsplatz sichern konnte. Diese veränderte Sichtweise wurde weiterhin dadurch unterstützt, dass Frau T. ein Positiv-Tagebuch führte, mit dem sie im Alltag ihre positiven Eigenschaften besser wahrnehmen konnte. Zusätzlich führte Frau T. ein Verhaltensexperiment durch: Sie meldete sich bei einem Volkshochschulkurs für Porträtzeichnen an und konnte wider Erwarten feststellen, dass ihr die Leiterin »Talent« bescheinigte.

Zusammenfassung

Negatives Selbstwertgefühl kann als ein Netzwerk von selektiv negativen Verarbeitungsmechanismen, Kognitionen bezüglich des Selbst, Emotionen und Verhalten angesehen werden, dessen Stabilität durch die rigiden, selektiv negativen Gedächtnisprozesse aufrechterhalten wird. Dieses Netzwerk kann durch eine Kombination von Verhaltensexperimenten und verbalen Interventionen bearbeitet werden. Jedoch ist aufgrund der

Chronizität und Stabilität des Netzwerkes eine zeitlich ausgedehntere und intensivere Therapiephase notwendig. Zusätzlich können bei frühen belastenden Erfahrungen explizit an den vergangenen Erlebnissen ansetzende Techniken wie Imagery rescripting und schematherapeutische Techniken sinnvoll sein.

8.4 Schematherapeutische Interventionen

Während ein negatives Selbstkonzept eher eine allgemeine Definition von Grundüberzeugung darstellt, wird eine stärkere Differenzierung von negativen Grundüberzeugungen durch die Schemata von SPK (1990) vorgenommen. Die insgesamt 16 verschiedene Bereiche früher dysfunktionaler Schemata (vgl. Infokasten) sind nicht explizit störungsspezifisch konzipiert. Auch wenn prinzipiell jedes dieser Schemata bei Patient:innen mit Sozialer Angststörung oder Selbstunsicher-Vermeidender Persönlichkeitsstörung vorhanden sein kann, ist doch davon auszugehen, dass einzelne dieser Schemata eine besondere Rolle spielen dürften.

8

Beispielsweise sind Menschen mit einem stark ausgeprägten Unzulänglichkeitsschema »Scham / Verlegenheit« dadurch charakterisiert, dass sie annehmen, mit Makeln und Schwächen behaftet zu sein, die von anderen nicht akzeptiert werden und andere sich darüber lustig machen. Demgegenüber fühlen sich Patient:innen mit einem stark ausgeprägten »Sozialen Isolations«-Schema als Außenseiter und denken, dass sie »anders« und isoliert sind. Das Schema »Soziale Unerwünschtheit« charakterisiert Menschen, die annehmen, bei anderen Menschen aufgrund von Unattraktivität, geringem sozialen Status oder sozialer Ungeschicklichkeit nicht erwünscht zu sein. Schließlich gehen Personen mit dem Schema »Misserfolg / Fehlschlag« davon aus, dass sie sich vor anderen als dumm oder unbegabt darstellen und deshalb von nahestehenden Personen und anderen abgelehnt werden.

Info • Schemata nach Young (1990)

- Abhängigkeit / Inkompetenz: Überzeugung, unfähig zur Bewältigung alltäglicher Anforderungen zu sein und ohne die Hilfe stärkerer Personen nicht existieren zu können
- Unterwerfung: Überzeugung, sich anderen unterordnen zu müssen, um negative Konsequenzen (Aggression, Ablehnung) zu vermeiden
- Aufopferung: extreme Unterordnung eigener Bedürfnisse unter die der anderen, um anderen helfen zu können
- Gefährdetsein / Verletzlichkeit: Überzeugung, durch schwere Katastrophen (finanziell, Natur, Krankheit, Kriminalität) unmittelbar bedroht zu sein
- mangelnde Selbstkontrolle: Unfähigkeit, Frustration bei der Erreichung eigener Ziele tolerieren oder die Umsetzung eigener Impulse steuern zu können
- emotionale Deprivation: Erwartung, dass eigene emotionale Bedürfnisse nie von anderen erfüllt werden

- Verlassenwerden / Instabilität: Erwartung, jede Person zu verlieren, zu der man eine emotionale Bindung aufgebaut hat
- Misstrauen / Missbrauch: Erwartung, dass andere mich ausnutzen, verletzen, oder schlechtmachen
- soziale Isolation / Entfremdung: Erwartung, dass man von der Welt isoliert, anders als andere Menschen, oder nicht Teil der Gemeinschaft ist
- soziale Unerwünschtheit: Überzeugung, für andere äußerlich unattraktiv, ungeschickt oder ohne sozialen Status zu sein
- Scham / Verlegenheit: Überzeugung, innerlich mangelhaft und inadäquat zu sein
- einseitige oder überhöhte Standards / Unnachgiebigkeit: Überzeugung, dass alles, was man tut, nicht gut genug ist, oder exzessive Betonung von Werten wie Status, Wohlstand und Macht auf Kosten anderer
- Misserfolg / Fehlschlag: Erwartung, dumm oder unbegabt zu sein und die Standards von nahestehenden Personen und Gleichaltrigen nicht erfüllen zu können
- Anspruchshaltung / Selbstbezogenheit: Überzeugung, alles sagen, tun oder haben zu können, was man will, gleichgültig, ob es anderen schadet oder unvernünftig erscheint
- emotionale Hemmung: Unterdrückung von Emotionen und Impulsen (insbesondere Ärger), um nicht andere zu verletzen, bestraft oder verlassen zu werden
- Unterentwicklung des Selbst: Überzeugung, keine eigene Identität oder innere Richtung zu haben, Erleben von innerer Leere

Schematherapeutische Interventionen haben sich vor allem bei Persönlichkeitsstörungen und chronischer Depression als wirksam erwiesen und stellen somit auch für Patient:innen mit Sozialer Angststörung dann eine gute Ergänzung dar, wenn diese Komorbiditäten bestehen. Eine weitere Indikation für Schematherapie sind frühe, belastende oder traumatische Erfahrungen, da diese explizit in die Therapie einbezogen werden. So ist mit Imagery rescripting (s. Abschn. 7.4) bereits eine Technik vorgestellt worden, die einige wichtige Prinzipien der Schematherapie beinhaltet.

In diesem Zusammenhang wurde auch die Unterscheidung von Kind-Ich und Erwachsenen-Ich als Erlebnisperspektiven bzw. Modi vorgestellt, die in der Entwicklung entweder früh erworben oder auf einem fortgeschrittenen, reiferen Entwicklungsstand eingenommen werden. Ein Modus lässt sich hierbei als situationsbezogenes Programm der Verhaltenssteuerung verstehen, welches maßgeblich die Verarbeitungsprozesse, Emotionen, Kognitionen und Handeln in der aktuellen Situation beeinflusst. Bei der Analyse einer auslösenden Situation ist demnach zu berücksichtigen, welcher der vorherrschende aktive Modus bei der Patientin war. Ein weiterer Modus ist das Kritiker-Ich oder der *Innere Kritiker* als eine Erlebnisperspektive, in der das eigene Verhalten nach elterlichen Standards bewertet bzw. kritisiert wird; häufig wird deshalb statt dem inneren Kritiker auch der Begriff Eltern-Ich verwendet. Die Erlebnismuster von Kind-Ich und Innerer Kritiker können somit als dynamisch sich aufbauende Netzwerke gesehen werden, die in biographischen Erfahrungskontexten entstanden sind und die als motivationale Schemata bis heute das Erleben prägen; ein Beispiel für solche Netzwerke ist in Abbildung 8.7 dargestellt.

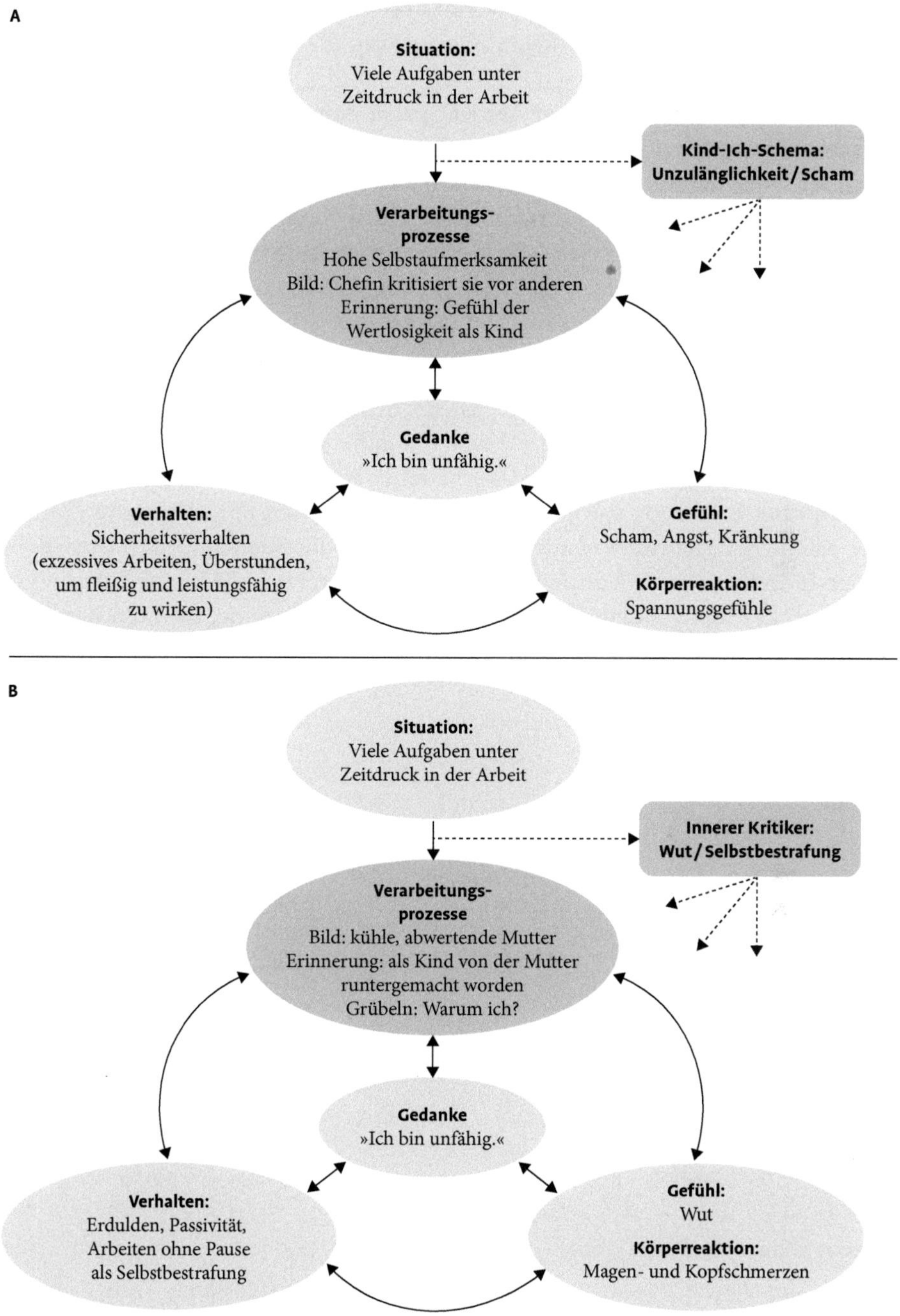

Abbildung 8.7 Kind-Ich-Modus (A) und Innerer Kritiker-Modus (B) am Beispiel einer Patientin mit Sozialer Angststörung und chronischer Depression

Es wird deutlich, dass Kind-ich- und Innerer Kritiker-Modus jeweils unterschiedliche Aspekte von Störungen darstellen können. Der oben erwähnte Modus des »gesunden« Erwachsenen-Ichs, der durch einen reifen Umgang mit eigenen Bedürfnissen gekennzeichnet ist, ist analog dem Positiv-Modell (Abschn. 6.4) ein adaptives Netzwerk von Verarbeitungsmechanismen und Reaktionsmustern, die in der Therapie gestärkt werden sollen.

Schematherapeutische Techniken zeichnen sich zum einen durch einen engen biographischen Bezug aus. Ein wichtiges Mittel ist hierbei das Schema-Tagebuch, das zur bewussteren Wahrnehmung und Kategorisierung von Erlebnismustern beitragen soll. Zum anderen werden häufig erlebnisaktivierende Techniken eingesetzt, um die Ablösung von dysfunktionalen Mustern zu fördern. Neben Imagery rescripting und Verhaltensexperimenten ist vor allem der Stuhldialog ein Mittel, um dysfunktionale Muster zu erkennen und durch funktionalere Muster zu ersetzen.

Schema-Tagebuch

Im Schema-Tagebuch soll die Patientin das Geschehen und Erleben im Alltag bewusster wahrnehmen. Alltagssituationen, die problematische Muster auslösen, sollen im Hinblick auf die Gefühle, Gedanken und Verhaltensweisen analysiert und der biographischen Ursprungserfahrung sowie dem hieraus erwachsenen Erlebnismodus (Kind-Ich, Innerer Kritiker) zugeordnet werden. Dabei können die Bezeichnungen der Erlebnismodi den individuellen Bedeutungen angepasst werden (z. B. die kleine Barbara vs. die Miesmacherin). Häufig ist ein intensiver Affekt die Verbindung, die zwischen der Reaktion in der aktuellen Situation und der früheren Erfahrung wahrgenommen werden kann.

Situation: ______________________________

Schema, das in der Situation ausgelöst wurde:

( ) Innerer Kritiker: ______________________________

( ) Kind-Ich: ______________________________

Wechsel zu Gesundem Erwachsenen-Ich: ______________________________

Bedürfnis in der Situation: ______________________________

Handlung, um Bedürfnis zu erfüllen: ______________________________

Abbildung 8.8 Schema-Tagebuch (Kurzform)

Im nächsten Schritt wird die Patientin angehalten, bewusst in den gesunden Erwachsenen-Modus zu wechseln, indem sie notiert, welches Bedürfnis sie im gesunden Modus wahrnimmt, welche (wohlwollende) Handlung damit verbunden ist, und welches Gefühl sich in diesem Modus einstellt. Wichtig ist, dass insbesondere der Wechsel in den gesunden Erwachsenen-Modus im Sinne einer korrigierenden emotionalen Erfahrung ganz bewusst registriert und aufgeschrieben wird, damit der Modus-Wechsel auch in dem aktuellen Lebenskontext integriert werden kann. Eine Kurzform eines Schema-Tagebuchs ist in Abb. 8.8 dargestellt.

Stuhldialog

Bei der Stuhldialog-Übung wird der Patient dazu angeregt, sein aktuelles Erleben einem der drei Modi zuzuordnen: Kind-Ich, Eltern-Ich und gesunder Erwachsener. Die einzelnen Modi werden dabei durch verschiedene Stühle dargestellt (s. Abbildung 20). Ziel der Übung ist es,

- die mit den Modi assoziierten Emotionen zu aktivieren,
- den jeweiligen Modus zu identifizieren, indem sich er Patient auf den Stuhl setzt, und
- dann wieder Distanz zu dem Modus zu schaffen, indem er den Stuhl verlässt.

8

Während der Übung wechselt der Patient zwischen den Stühlen. Der Therapeut hilft dem gesunden Erwachsenen-Modus, Regie zu führen im Zusammenspiel der Modi und zu Veränderung zu motivieren.

Anfänglich ist es für Patient:innen schwierig, zwischen Kind-Ich, innerem Kritiker und gesundem Erwachsenen-Ich zu unterscheiden. Deshalb ist es hilfreich, die charakteristischen Gedanken, Gefühle und Verhaltensweisen auf Zettel zu notieren und den Stühlen zuzuordnen, sodass der Patient eine Orientierungshilfe hat, welcher Stuhl zu seinem aktuellen Zustand passt (s. Abb. 8.9).

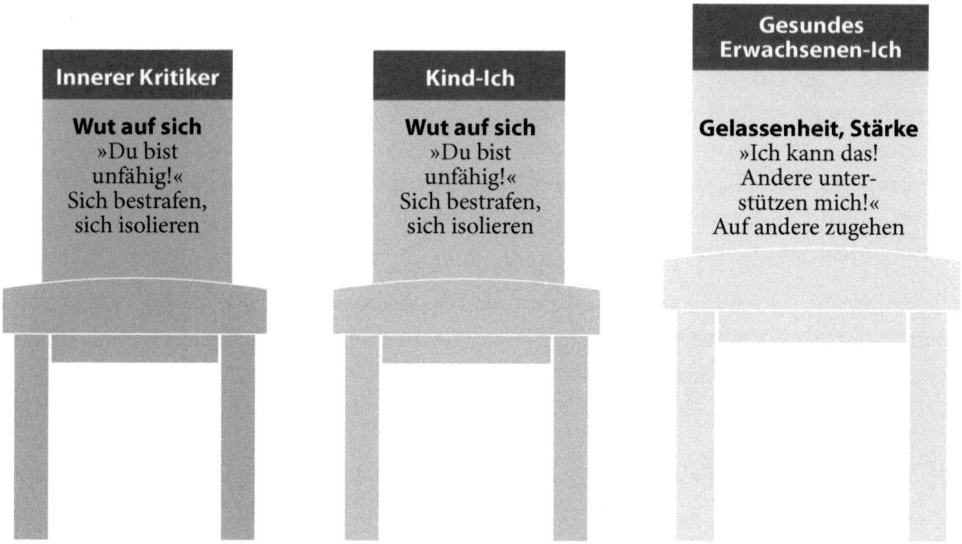

Abbildung 8.9 Stuhldialog: Gefühle, Gedanken und Verhalten von Innerem Kritiker, Kind-Ich und gesundem Erwachsenen-Ich

Der Stuhldialog ist eine besonders wirksame Methode, die Wahrnehmung und Identifikation der negativen Verarbeitungsmuster erlebnisnah zu vermitteln. Im Unterschied zu Psychoedukation und verbalen Methoden der kognitiven Umstrukturierung werden durch die Darstellung der Modi als Personen und die Instruktion, sich ganz mit dieser zu identifizieren, emotionale Erinnerungen ausgelöst, die die Brücke zwischen aktuellen Erlebnismustern und früheren Erfahrungen herstellen. Hierbei ergreift die Therapeutin Partei gegen den inneren Kritiker und stellt sich auf die Seite des Kind-Ichs. Für die Veränderungsprozesse entscheidend ist jedoch, dass die Reaktionen des gesunden Erwachsenen-Ichs unterstützt werden. Die Umsetzung des gesunden Erwachsenen im Alltag ist eine Hausaufgabe, die mithilfe des Schema-Tagebuchs unterstützt wird.

8.5 Achtsamkeits- und Akzeptanzübung

Die bisher dargestellten kognitiven Interventionen zielen primär darauf ab, Überzeugungen zu verändern. Demgegenüber versuchen achtsamkeits- und akzeptanzbasierte Therapieansätze, sich von den negativen automatischen Gedanken wie z. B. Grübeln zu distanzieren und sich stattdessen auf die gegenwärtige Realität zu konzentrieren. Ähnlich wie Grübeln sind auch antizipatorische und nachträgliche Verarbeitung mit einem permanenten Nachdenken über belastende Probleme, Erfahrungen oder Fehler in der Vergangenheit oder Zukunft verbunden. Diese eher passive Beschäftigung mit den eigenen Problemen wird als automatisch und unkontrollierbar erlebt; durch die ungünstigen Verarbeitungsprozesse und intensiven Emotionen erleben die Patient:innen ihre negativen Gedanken als »wahr«, und identifizieren sich mit den Befürchtungen.

Achtsamkeit hingegen, als Gegenprinzip zu negativen automatischen Gedanken und der Identifikation mit den eigenen Überzeugungen, ist eine Haltung gegenüber inneren Prozessen, die sich durch folgende Merkmale auszeichnet:

- das bewusste Wahrnehmen im Hier und Jetzt, ohne der Vergangenheit oder Zukunft verhaftet zu sein
- die Perspektive eines nicht-wertenden inneren Beobachters anstelle einer kritisierenden Haltung
- Akzeptanz und Nicht-Reagieren auf innere Vorgänge, i.S.v. dem Annehmen dessen, was ist, anstatt es zu unterdrücken oder zwanghaft ändern zu wollen, wenn Veränderung nicht möglich ist

Die Atempause, auch bekannt als Atemraum (englisch: breathing space), ist eine kurze, leicht erlernbare Meditationsübung, die sich gut in den Alltag integrieren lässt. In drei Schritten fasst sie die Kernprinzipien der Achtsamkeitsmeditation zusammen:

(1) Beobachtung von Gedanken, Gefühlen und Körperempfindungen als innere Ereignisse
(2) Fokussierung auf die Empfindungen der Atmung, insbesondere in der Nase und im Bauchraum
(3) Erweiterung der Aufmerksamkeit auf den gesamten Körper

Im ersten Schritt wird die achtsame Wahrnehmung innerer Vorgänge unterstützt, indem man Gedanken und Gefühle als Ereignisse, gewissermaßen von außen, beobachtet: Gedanken und Gefühle werden mit Wörtern gekennzeichnet, ohne sich mit ihnen zu identifizieren. Der zweite Schritt konzentriert die Aufmerksamkeit ganz auf körperliche Empfindungen, die mit der Atmung verbunden sind, wie das Ein- und Ausströmen der Luft durch die Nase (kühle Luft beim Einatmen, warme Luft beim Ausatmen) und das Heben und Senken der Bauchdecke. Im dritten Schritt wird die Aufmerksamkeit auf den gesamten Körper ausgedehnt. Diese Erweiterung kann durch die Vorstellung unterstützt werden, dass die Atmung den gesamten Körper »durchströmt«. Dabei wird auch die bewusste Wahrnehmung der Körperhaltung, des Gesichtsausdrucks und von Spannungszuständen gefördert. Durch »Hineinatmen« in diese Bereiche und bewusstes Loslassen beim Ausatmen kann sich die Spannung lösen.

Die Ausdehnung der Aufmerksamkeit auf den Körper als Ganzes schließlich kann unterstützt werden durch die Vorstellung, dass die Atmung in den gesamten Körper »hinein- und hinausfließt«. Daneben wird die bewusste Wahrnehmung der Körperhaltung, des Gesichtsausdrucks und Empfindungen von Spannung gefördert und durch »Hineinatmen« in diesen Bereich ein »Aufweichen« und »Loslassen« der Spannung beim Ausatmen gefördert.

Die Atempause ist vergleichsweise einfach zu erlernen und ist vor allem geeignet, sich von negativen automatischen Gedanken *vor* oder *nach* Situationen lösen zu können. Sie ist jedoch keine Methode, die Aufmerksamkeit *in* sozialen Situationen auf die Gespräche und Interaktionen richten zu können. Dies ist eher durch ein gezieltes Aufmerksamkeitstraining sowie Übungen im Rahmen von Verhaltensexperimenten möglich. Grundsätzlich kann aber die Atempause auch zusätzlich eingesetzt werden, um die Fähigkeit zu verbessern, den Fokus der Aufmerksamkeit lenken zu können. Sie kann deshalb auch, wie in Abschn. 7.4 dargestellt, nach einer einleitenden Übung, die die Aufmerksamkeit nach außen, auf Geräusche, richtet, den Wechsel zu einer achtsamen Ausrichtung der Aufmerksamkeit nach innen einleiten.

8.6 Veränderungsprozesse in Phase 3

Abbildung 8.10 verdeutlicht, wie sich durch Verhaltensexperimente und andere Interventionen in Phase 3 der Therapie Überzeugungen (im Beispiel: selbstakzeptierende vs. selbstabwertende Gedanken) und Gefühle (Offenheit / Neugier vs. Angst / Scham) verändern. Dabei zeigt sich, dass sich durch die Interventionen in den Therapiesitzungen, vor allem Verhaltensexperimente (in vivo-therapeutengeleitet oder auch Hausaufgaben), die Überzeugungen verändern, aber auch durch Verhaltensexperimente als Hausaufgabe. Dabei treten emotionalen Veränderungen, d. h. eine Zunahme von Offenheit / Neugier, eher verzögert ein.

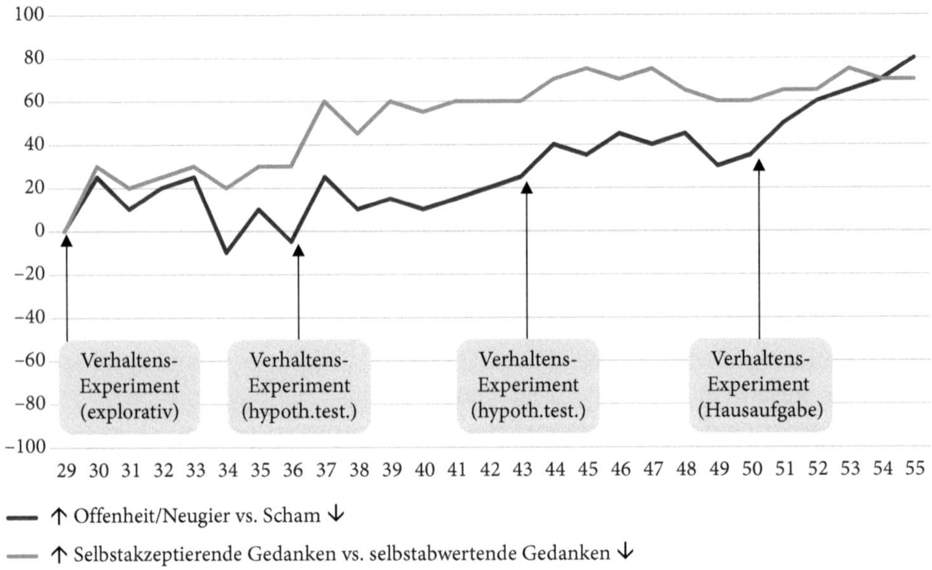

Abbildung 8.10 Veränderungsprozesse in Phase 3: Überzeugungen und Emotionen

Im weiteren Therapieverlauf kann es zu Stagnation oder Verschlechterungen in der kognitiven und emotionalen Veränderung kommen, die u. a. auf die Aktivierung von Erinnerungen an frühere, belastende Erfahrungen verursacht werden können. Dies kann durch einen veränderten Fokus der Selbstbeobachtung erfasst werden, indem statt der Aufmerksamkeit, die in der ersten Phase der Therapie eine wichtige Rolle spielte, nun die Präsenz von Erinnerungen eingeschätzt wird. Als Gegenpol hierzu wird mit der Patientin die Konzentration auf Hier und Jetzt vereinbart (s. Abb. 8.11). Durch Imagery rescripting, Stuhldialog und kognitive Interventionen wird gezielt eine Aufarbeitung der Erinnerungen wie auch eine verstärkte Konzentration auf die gegenwärtigen Lebensziele bewirkt. Diese Veränderung hat eine erneute Stabilisierung der selbstakzeptierenden Überzeugungen zur Folge.

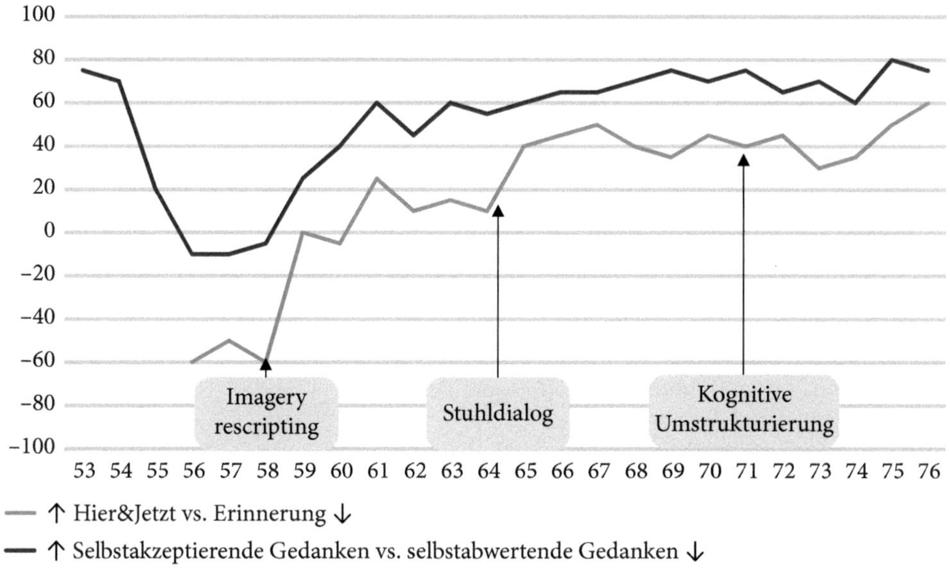

Abbildung 8.11 Veränderungsprozesse in Phase 3: Erinnerungen und Überzeugungen

9 Phase 4: Therapieabschluss, Rückfallprophylaxe und Auffrischungs-Sitzungen

Die Therapie sollte »ausschleichend« und allmählich, d.h. mit sich verlängernden Abständen zwischen den Sitzungen, beendet werden. Dabei sind in der Endphase vier Aufgaben zu lösen:
(1) Therapieevaluation
(2) Bilanzierung: individuelle »Therapiegeschichte«
(3) Rückfallprophylaxe: »Blaupause«
(4) Vereinbarung von Auffrischungssitzungen

Therapieevaluation

Die Beendigung der Therapie ist mit dem Erreichen der Therapieziele einzuleiten. Eine genaue Definition hängt jedoch von den Kriterien ab; ein solches Kriterium ist ein stabiles Niveau der Eintragungen im Selbstbeobachtungsprotokoll im positiven Bereich (z.B. im Durchschnitt mind. +50), das auf der Grundlage der Komponenten aus dem Störungs- und Positivmodell abgeleitet wurde (s. Abschn. 6.5). Weiterhin sollten die in Abschnitt 3.3 vorgestellten Instrumente zur Therapieevaluation (Fremdbeurteilung im LSAS, Selbstbeurteilung im SPIN) herangezogen werden, um festzustellen, ob ein positives Ansprechen auf die Therapie (Response) oder einen Rückgang der Symptomatik auf ein nicht-klinisches Niveau (Remission) vorliegt. Die Ergebnisse der Tests sollten auch der Patientin zurückgemeldet werden, da sich hierdurch ein guter Ausgangspunkt eröffnet, um gemeinsam Bilanz zu ziehen.

Bilanzierung: individuelle »Therapiegeschichte«

Die Bilanzierung sollte sich sowohl auf die erreichten Veränderungen wie auch auf noch nicht erreichte Ziele beziehen. Die Besprechung sollte vorbereitet werden durch die »Therapiegeschichte« des Patienten. So wird eine schriftliche, von dem Patienten selbst angefertigte Zusammenfassung des Therapieverlaufs benannt, die den Therapieverlauf sowie die Fortschritte aus subjektiver Sicht darstellt. Dabei sollte Raum sowohl für gute Erfahrungen in der Therapie als auch weniger hilfreiche Aspekte gegeben werden. Der Patient sollte auch beschreiben, welche Anregungen er aus der Therapie hilfreich fand und für die Zukunft festhalten möchte. Eine solche, weniger vorstrukturierte Zusammenfassung gibt der Therapeutin Gelegenheit, die subjektive Perspektive des Patienten besser nachzuvollziehen und ggf. auch solche Aspekte zu besprechen, die noch nicht erwähnt wurden. Die »Therapiegeschichte« sollte als Hausaufgabe gegeben werden; als Hilfestellung können die im Kasten dargestellten Fragen mitgegeben werden.

Fragen zur individuellen »Therapiegeschichte«

- Wie hat sich die soziale Angst oder das niedrige Selbstwertgefühl entwickelt?
- Was habe ich im Laufe der Therapie gelernt?
- Was waren die zentralen negativen Gedanken und Annahmen? Welche Alternativen habe ich gefunden?
- Wie kann ich das weiter ausbauen, was ich gelernt habe?
- Was kann bei mir einen Rückfall auslösen?
- Wenn ich einen Rückfall habe, was kann ich dann tun?

Rückfallprophylaxe: »Blaupause«

Für eine Stabilisierung des Behandlungsergebnisses über das Therapie-Ende hinaus hat es sich als günstig erwiesen, schon im Voraus das Auftreten eines Rückfalls zu kalkulieren und mögliche Risikosituationen zu bedenken. Es kann sein, dass sich konkret Veränderungen für die Patientin in der Zukunft abzeichnen, die sie selbst als kritisch hinsichtlich ihrer sozialen Angst betrachtet, z. B. neue Stelle, Umzug oder Scheidung.

Wenn solche individuellen Situationen identifiziert sind, kann auf der Grundlage der bisherigen Therapieerfahrungen ein Maßnahmenkatalog erarbeitet werden, der für die Patientin eine »Blaupause« darstellt, d. h. eine Vorlage, welche Schritte zu unternehmen sind, wenn sich ein Rückfall anbahnt. Hierzu gehört auch die schriftliche Fixierung von Kriterien, an denen die Patientin merken wird, dass die soziale Angst wieder stärker wird (z. B. Vermeidung und Sicherheitsverhalten).

Die Blaupause kann persönlich formulierte Punkte enthalten (z. B. Unterlagen aus der Therapie raussuchen, »mir aufschreiben, was ich schon geleistet habe« usw.). Zusätzlich können auch Techniken aus der Therapie (z. B. Störungs- und Positiv-Modell anschauen, Verhaltensexperimente, Schema-Tagebuch) notiert werden. Wichtig ist, dass die Notizen auf einem Blatt Papier festgehalten werden, dass dann (ggf. in Folie geschützt) an einem festen Ort (z. B. Nachttisch) gelagert wird, so dass die Patientin jederzeit auf die Blaupause zugreifen kann.

Vereinbarung von Auffrischungssitzungen und weitere Hilfen

Zur längerfristigen Therapiekontrolle sind sog. Auffrischungssitzungen (»booster«-Sitzungen) hilfreich. Sie dienen dazu, die Therapieinhalte in konzentrierter Form zu wiederholen und eventuell aufgetretene Probleme aufzugreifen. Sie sind zugleich auch Ansporn für den Patienten, weiter an seinen Problemen zu arbeiten, nicht in den alten »Trott« zurückzufallen. Ein möglicher Rhythmus für diese Sitzungen sind Abstände von einem Monat.

Zur weiteren Stabilisierung des Therapieerfolgs können noch andere Maßnahmen in Betracht gezogen werden:

- Selbsthilfegruppen: Gerade für Patient:innen mit chronischen Problemen kann die Teilnahme an einer Selbsthilfegruppe Entlastungs- und Unterstützungsmöglichkeiten schaffen. Das Angebot an Selbsthilfegruppen ist vielfältig, in größeren Städten sind sie häufig in Zentren organisiert.

- Bibliotherapie: Viele Patient:innen haben auch ein Interesse daran, das, was sie in der Therapie gelernt haben, noch einmal »Schwarz auf Weiß« nachzulesen. Selbsthilfebücher gibt es zu verschiedenen Themen von verschiedenen Verlagen, Empfehlungen erleichtern die Orientierung.

Anhang

Hinweise zum Online-Material

Die Online-Materialien unterstützen Sie in der praktischen Arbeit. Sie stehen Ihnen auf psychotherapie.tools zur Verfügung. Den Freischalt-Code und eine Anleitung, wie Sie sich die Materialien herunterladen können, finden Sie ganz vorne im Buch. Im E-Book sind die Arbeitsblätter (im PDF-Format) bereits enthalten.

Nachfolgend finden Sie eine Übersicht über alle Materialien sowie eine kurze Beschreibung.

Arbeitsblätter und Fragebögen

AB 1 Checkliste zur Diagnose und zu Problemsituationen
In diesem Arbeitsblatt erhalten Therapeuten eine Checkliste mit den wichtigsten Kriterien für die Diagnosestellung der Sozialen Angststörung.

AB 2 Fragebogen zur Klinische Beurteilung der Beeinträchtigungen durch eine Soziale Angststörung
Dieses Arbeitsblatt für Therapeuten enthält eine Skala zur Quantifizierung des Schweregrades von Symptomen der Sozialen Angststörung für die klinische Praxis. Zusätzlich enthält es eine Skala zur Erfassung des Behandlungsfortschritts.

AB 3 Explorationsleitfaden zur Ableitung eines Störungsmodells
In diesem Arbeitsblatt werden Anregungen zur Exploration der Komponenten eines Störungsmodells gegeben.

AB 4 Selbstbeobachtungsprotokoll
Dieses Arbeitsblatt dient der hochfrequenten Erfassung der unterschiedlichen Komponenten des individuellen Störungs- und Positivmodells im Alltag. Es ermöglicht die Festlegung von zentralen Knoten im Störungsnetzwerk und die Nachverfolgung von Veränderungsprozessen im Therapieverlauf.

AB 5 Sozialphobie-Wochenprotokoll (SWP)
Mit diesem Arbeitsblatt wird die niederfrequente Erfassung von wichtigen Dimensionen des kognitiven Modells ermöglicht. Es ist für die Evaluation von Therapieeffekten über den gesamten Therapieverlauf hinweg geeignet.

AB 6 Fragebogen zu Sozialphobischen Kognitionen (SPK)
Dieser Fragebogen erfasst die Häufigkeit und Intensität von typischen Kognitionen bei Sozialer Angststörung.

AB 7 Fragebogen zu sozialphobischem Verhalten (SPV)
Dieser Fragebogen erfasst die die Häufigkeit von typischen Sicherheitsverhaltensweisen von Patient:innen mit Sozialer Angststörung.

AB 8 Fragebogen zu sozialphobischen Einstellungen (SPE)
Dieser Fragebogen erfasst das Ausmaß von Grundüberzeugungen, die charakteristisch sind für Soziale Angststörung.

AB 9 Auswertungshinweise zu SPK, SPV und SPE
Dieses Arbeitsblatt ermöglicht die Auswertung und Interpretation von individuellen Ergebnissen in den Fragebögen zu Kognitionen, Sicherheitsverhalten und Grundüberzeugungen bei Sozialen Angststörung.

AB 10 Vorbereitung des Verarbeitungsexperiments zu Sicherheitsverhalten und Selbstaufmerksamkeit
In diesem Arbeitsblatt werden Anregungen zur Vorbereitung von Verarbeitungsexperimenten sowie quantifizierten Erfassung der Auswirkung gegeben.

AB 11 Verhaltensexperiment-Tagebuch
Das Verhaltensexperiment-Tagebuch ist ein wichtiges Instrument zur Vorbereitung und Auswertung von Verhaltensexperimenten. Es ist insbesondere zur Strukturierung von Hausaufgaben geeignet, bei denen Patient:innen selbständig Verhaltensexperimente umsetzen.

AB 12 Fallbeispiele für Verarbeitungs- und Verhaltensexperimente
Dieses Arbeitsblatt enthält Anregungen für Therapeut:innen, wie Verhaltensexperimente geplant und umgesetzt werden können. Es ist vor allem geeignet für Therapeut:innen, die mit der Anwendung von Verhaltensexperimenten noch nicht vertraut sind.

Literatur

Acarturk, C., Cuijpers, P., van Straten, A. & de Graaf, R. (2009). Psychological treatment of social anxiety disorder: a meta-analysis. Psychological medicine, 39(2), 241–254.

Alden, L.E. & Beiling, P. (1998). Interpersonal consequences of the pursuit of safety. Behaviour Research and Therapy, 36, 53–65.

Amir, N., Prouvost, C. & Kuckertz, J.M. (2012). Lack of a benign interpretation bias in social anxiety disorder. Cognitive behaviour therapy, 41(2), 119–129.

Bandelow, B., Aden, I., Alpers, G.W., …Beutel M.E. (2021). Deutsche S3-Leitlinie Behandlung von Angststörungen, Version 2 (2021).

Bas-Hoogendam, J.M., Blackford, J.U., Brühl, A.B., Blair, K.S., van der Wee, N.J.A. & Westenberg, P.M. (2016). Neurobiological candidate endophenotypes of social anxiety disorder. Neuroscience and biobehavioral reviews, 71, 362–378.

Bassler, M. (1997). Analytische Psychotherapie und Psychodynamik von sozialen Phobien. In P. Buchheim (Hrsg.), Psychotherapie und Psychopharmaka (S. 93–101). Stuttgart / New York: Schattauer.

Beck, A.T., Emery, G. & Greenberg, R.L. (1985). Cognitive therapy and the emotional disorders. New York: International University Press.

Beesdo-Baum, K., Zaudig, M. & Wittchen, H.-U. (2019a). SCID-5-CV - Strukturiertes Klinisches Interview für DSM-5-Störungen – Klinische Version. Göttingen: Hogrefe Verlag.

Beesdo-Baum, K., Zaudig, M. & Wittchen, H.-U. (2019a). SCID-5-PD - Strukturiertes Klinisches Interview für DSM-5® – Persönlichkeitsstörungen. Göttingen: Hogrefe Verlag.

Beidel, D.C., Alfano, C.A., Kofler, M.J., Rao, P.A., Scharfstein, L. & Wong Sarver, N. (2014). The impact of social skills training for social anxiety disorder: a randomized controlled trial. Journal of anxiety disorders, 28(8), 908–918.

Benjamin, L.S. (1996). Interpersonal Diagnosis and Treatment of Personality Disorders. New York: Guilford Press.

Berger, M. (Hrsg.) (1999). Psychiatrie und Psychotherapie. München: Urban und Fischer.

Blomhoff, S., Haug, T.T., Hellström, K., Holme, I., Humble, M., Madsbu, H.P. & Wold, J.E. (2001). Randomised controlled general practice trial of sertraline, exposure therapy and combined treatment in generalised social phobia. The British journal of psychiatry, 179, 23–30.

Borsboom D. (2017). A network theory of mental disorders. World psychiatry: official journal of the World Psychiatric Association (WPA), 16(1), 5–13.

Bowlby, J. (1969). Attachment. London: Hogarth Press.

Byrne, S.P., Fogle, B.M., Asch, R., Esterlis, I., Harpaz-Rotem, I., Tsai, J. & Pietrzak, R.H. (2021). The hidden burden of social anxiety disorder in U.S. military veterans: Results from the National Health and Resilience in Veterans Study. Journal of affective disorders, 291, 9–14.

Carpenter, J.K., Andrews, L.A., Witcraft, S.M., Powers, M.B., Smits, J.A.J. & Hofmann, S.G. (2018). Cognitive behavioral therapy for anxiety and related disorders: A meta-analysis of randomized placebo-controlled trials. Depression and anxiety, 35(6), 502–514.

Clark, D.M., Ehlers, A., Hackmann, A., McManus, F., Fennell, M., Grey, N., Waddington, L. & Wild, J. (2006). Cognitive therapy versus exposure and applied relaxation in social phobia: A randomized controlled trial. Journal of Consulting and Clinical Psychology, 74(3), 568–578.

Clark, D. M., Wild, J., Warnock-Parkes, E., et al., (2023). More than doubling the clinical benefit of each hour of therapist time: a randomised controlled trial of internet cognitive therapy for social anxiety disorder. Psychological medicine, 53(11), 5022–5032.

Clark, D.M. & Wells, A. (1995). A cognitive model of social phobia. In R.G. Heimberg. M. Liebowitz, D. Hope & F. Schneier (Eds.), Social Phobia: Diagnosis, assessment, and treatment (pp. 69–93). New York: Guilford.

Clark, D.M. (1995). Social attitudes questionnaire. Unpublished manuscript, Department of Psychiatry, Oxford University, Oxford, UK. Dt.: Stangier, U., Heidenreich, T., Ehlers, A. & Clark, D. (1996). Fragebogen zu Kognitionen in sozialen Situationen. Unveröffentlichtes Manuskript. Frankfurt: J.W. Goethe-Universität.

Clark, D.M., Ehlers, A., McManus, F. et al. (2003). Cognitive therapy vs Aluoxetine in generalized social phobia: A randomized placebo controlled trial. Journal of Consulting and Clinical Psychology, 71, 6,1058–1067.

Clarke, K.M. & Greenberg, L.S. (1986). Differential effects of the Gestalt two-chair intervention and problem solving in resolving decisional conflict. Journal of Counseling Psychology, 33(1), 11–15.

Connor, K.M., Davidson, J.R.T., Churchill, L.E., Sherwood, A., Foa, E. & Weisler, R.H. (2000). Psychometric Properties of the Social Phobia Inventory (SPIN). British Journal of Psychiatry, 176, 379–386.

Consbruch, K.v., Stangier, U., Heidenreich, T. (2016). Soziale Angst-Skalen (SOZAS). SIAS, SPS, SPIN, LSAS. Göttingen: Hogrefe.

Craske, M.G., Treanor, M., Conway, C.C., Zbozinek, T. & Vervliet, B. (2014). Maximizing exposure therapy: an inhibitory learning approach. Behaviour research and therapy, 58, 10–23.

Cremers, H.R. & Roelofs, K. (2016). Social anxiety disorder: a critical overview of neurocognitive research. Wiley interdisciplinary reviews. Cognitive science, 7(4), 218–232.

Domschke, K. & Maron, E. (2013). Genetic factors in anxiety disorders. Modern trends in pharmacopsychiatry, 29, 24–46.

Frandsen, F. W., Simonsen, S., Poulsen, S., Sørensen, P. & Lau, M.E. (2020). Social anxiety disorder and avoidant personality disorder from an interpersonal perspective. Psychology and psychotherapy, 93(1), 88–104.

Frick, A., Åhs, F., Engman, J., Jonasson, M., Alaie, I., Björkstrand, J., Frans, Ö., Faria, V., Linnman, C., Appel, L., Wahlstedt, K., Lubberink, M., Fredrikson, M. & Furmark, T. (2015). Serotonin Synthesis and Reuptake in Social Anxiety Disorder: A Positron Emission Tomography Study. JAMA psychiatry, 72(8), 794–802.

Fydrich, T. (2002). Soziale Kompetenz und soziale Performanz bei sozialer Phobie. In: U. Stangier & T. Fydrich (Hrsg). Soziale Phobie / Soziale Angststörungen. Psychologische Grundlagen – Diagnostik – Therapie (S. 181–203). Göttingen: Hogrefe.

Gabbard, G.O. (2000). A neurobiologically informed perspective on psychotherapy. British Journal of Psychiatry, 177, 117–122.

Garcia, K.M., Carlton, C.N. & Richey, J.A. (2021). Parenting Characteristics among Adults With Social Anxiety and their Influence on Social Anxiety Development in Children: A Brief Integrative Review. Frontiers in psychiatry, 12, 614318.

Goldin, P.R., Morrison, A.S., Jazaieri, H., Heimberg, R.G. & Gross, J.J. (2017). Trajectories of social anxiety, cognitive reappraisal, and mindfulness during an RCT of CBGT versus MBSR for social anxiety disorder. Behaviour research and therapy, 97, 1–13.

Grawe, K. (1998). Psychologische Therapie. Göttingen: Hogrefe.

Gray, J.A. (1987). The psychology of fear and stress (2nd ed.). Cambridge, England: Cambridge University Press.

Grenyer, B.F.S. & Marceau, E.M. (2022). Helping patients master core conflictual relationship themes in psychotherapy. Journal of clinical psychology, 78(3), 386–395.

Grosse Holtforth, M. & Grawe, K. (2002). FAMOS – Fragebogen zur Analyse Motivationaler Schemata. Göttingen: Hogrefe.

Guo, S., Deng, W., Wang, H. et al. (2021). The efficacy of internet-based cognitive behavioural therapy for social anxiety disorder: A systematic review and meta-analysis. Clinical psychology & psychotherapy, 28(3), 656–668.

Hackmann, A., Clark, D.M. & McManus, F. (2000). Recurrent images and early memories in social phobia. Behaviour Research and Therapy, 38(6), 601–610.

Hackmann, A., Surawy, C. & Clark, D.M. (1998). Seeing yourself through others eyes: a study of spontaneously occurring images in social phobia. Behavioural and Cognitive Psychotherapy, 26, 3–12.

Haug, T.T., Blomhoff, S., Hellstrøm, K., Holme, I., Humble, M., Madsbu, H.P. & Wold, J.E. (2003). Exposure therapy and sertraline in social phobia: I-year follow-up of a randomised controlled trial. The British journal of psychiatry, 182, 312–318.

Hayes, S.A., Hope, D.A., VanDyke, M.M. & Heimberg, R.G. (2007). Working alliance for clients with social anxiety disorder: relationship with session helpfulness and within-session habituation. Cognitive behaviour therapy, 36(1), 34–42.

Heeren, A. & McNally, R.J. (2016). An integrative network approach to social anxiety disorder: The complex dynamic interplay among attentional bias for threat, attentional control, and symptoms. Journal of anxiety disorders, 42, 95–104.

Heeren, A., Jones, P.J. & McNally, R.J. (2018). Mapping network connectivity among symptoms of social anxiety and comorbid depression in people with social anxiety disorder. Journal of affective disorders, 228, 75–82.picc

Hendriks, S.M., Spijker, J., Licht, C.M., Beekman, A.T., Hardeveld, F., de Graaf, R., Batelaan, N.M. & Penninx, B.W. (2014). Disability in anxiety disorders. Journal of affective disorders, 166, 227–233.

Hinsch, R. & Pfingsten, U. (2023). Gruppentraining sozialer Kompetenzen GSK. Weinheim: Beltz.

Hoffart, A. & Johnson, S.U. (2020). Within-person networks of clinical features of social anxiety disorder during cognitive and interpersonal therapy. Journal of anxiety disorders, 76, 102312.

Hofmann, S. (2024). A Control Theory Approach to Therapeutic Change. Behavior Therapy, in press.

Hofmann, S. G., Curtiss, J.E., & Hayes, S.C. (2020). Beyond linear mediation: Toward a dynamic network approach to study treatment processes. Clinical psychology review, 76, 101824.

Hoyer, J., Čolić, J., Pittig, A., Crawcour, S., Moeser, M., Ginzburg, D., Lin, J., Wiltink, J., Leibing, E. & Stangier, U. (2017). Manualized cognitive therapy versus cognitive-behavioral treatment-as-usual for social anxiety disorder in routine practice: A cluster-randomized controlled trial. Behaviour research and therapy, 95, 87–98.

Hudson, J.L., Rapee, R.M. (2000). The origins of social phobia. Behavior Modification, 24, 102–129.

Iancu, I., Bodner, E. & Ben-Zion, I.Z. (2015). Self esteem, dependency, self-ficacy and self-criticism in social anxiety disorder. Comprehensive psychiatry, 58, 165–171.

Joraschky, P. (1998). Psychodynamische Therapie der Sozialphobie. In: H. Katsching, J., Demal, & J. Windhaber (Hrsg.) (1998), Wenn Schüchternheit zur Krankheit wird… (S. 105–118). Wien: Facultas.

Kagan, J., Reznick, S. & Snidman, N. (1988). Biological bases of childhood shyness. Science, 240, 167–173.

Kashdan, T.B., Goodman, F.R., Machell, K.A., Kleiman, E.M., Monfort, S.S., Ciarrochi, J. & Nezlek, J.B. (2014). A contextual approach to experiential avoidance and social anxiety: evidence from an experimental interaction and daily interactions of people with social anxiety disorder. Emotion (Washington, D.C.), 14(4), 769–781.

Keller, M.B. (2003). The lifelong course of social anxiety disorder: a clinical perspective. Acta Psychiatrica Scandinavica, 108, 85–94.

Kim, D., Kang, H.Y. & Ahn, J.K. (2022). The relationship between three subtypes of safety behaviors and social anxiety: Serial mediating effects of state and trait post-event processing. Frontiers in psychology, 13, 987426.

Kindred, R., Bates, G.W. & McBride, N.L. (2022). Long-term outcomes of cognitive behavioural therapy for social anxiety disorder: A meta-analysis of randomised controlled trials. Journal of anxiety disorders, 92, 102640.

Klumpp, H., Keutmann, M.K., Fitzgerald, D.A., Shankman, S.A. & Phan, K.L. (2014). Resting state amygdala-prefrontal connectivity predicts symptom change after cognitive behavioral therapy in generalized social anxiety disorder. Biology of mood & anxiety disorders, 4(1), 14.

Knappe, S., Lieb, R., Beesdo, K., Fehm, L., Low, N. C., Gloster, A.T. & Wittchen, H.U. (2009). The role of parental psychopathology and family environment for social phobia in the

first three decades of life. Depression and anxiety, 26(4), 363–370.
Koyuncu, A., İnce, E., Ertekin, E. & Tükel, R. (2019). Comorbidity in social anxiety disorder: diagnostic and therapeutic challenges. Drugs in context, 8, 212573.
Lampe, L., & Sunderland, M. (2015). Social phobia and avoidant personality disorder: similar but different?. Journal of personality disorders, 29(1), 115–130.
Langer, J.K., Tonge, N.A., Piccirillo, M., Rodebaugh, T.L., Thompson, R. J. & Gotlib, I.H. (2019). Symptoms of social anxiety disorder and major depressive disorder: A network perspective. Journal of affective disorders, 243, 531–538.
Lau, H.M., Sim, K.S., Chew, Q.H. & Sim, K. (2021). Quality of Life and Clinical Correlates in Adults with Social Phobia: A Scoping Review. Clinical practice and epidemiology in mental health: CP & EMH, 17, 224–234.
LeDoux, J. (2001). Das Netz der Gefühle. Wie Emotionen entstehen. München: dtv.
Lee, H., Ahn, J. K. & Kwon, J. H. (2019). Effects of Self-Image on Anxiety, Judgement Bias and Emotion Regulation in Social Anxiety Disorder. Behavioural and cognitive psychotherapy, 47(1), 81–94.
Leichsenring, F., Salzer, S., Beutel, M.E. et al. (2013). Psychodynamic therapy and cognitive-behavioral therapy in social anxiety disorder: a multicenter randomized controlled trial. The American journal of psychiatry, 170(7), 759–767.
Liebowitz, M.R. (1987). Social Phobia. Modern Problems of Pharmacopsychiatry, 22,141–173.
Lipsitz, J.D. & Schneier, F.R. (2000). Social phobia. Epidemiology and cost of illness. Pharmacoeconomice, 18, 23–32.
Lloyd, J. & Marczak, M. (2022). Imagery rescripting and negative self-imagery in social anxiety disorder: a systematic literature review. Behavioural and cognitive psychotherapy, 1–18. Advance online publication.
Makkar, S.R. & Grisham, J. R. (2011). Social anxiety and the effects of negative self-imagery on emotion, cognition, and post-event processing. Behaviour research and therapy, 49(10), 654–664.
Manning, R.P., Dickson, J.M., Palmier-Claus, J., Cunliffe, A. & Taylor, P.J. (2017). A systematic review of adult attachment and social anxiety. Journal of affective disorders, 211, 44–59.
Mansell, W. & Clark, D.M. (1999). How do I appear to others? Social anxiety and processing of the observable self. Behaviour Research and Therapy, 37, 419–434.
Margraf, J., Cwik, J. C., von Brachel, R., Suppiger, A. & Schneider, S. (2021). DIPS Open Access 1.2: Diagnostic Interview for Mental Disorders. [DIPS Open Access 1.2: Diagnostisches Interview bei psychischen Störungen.] Bochum: Mental Health Research and Treament Center, Ruhr-Universität Bochum.
Mauss, I., Wilhelm, F & Gross, J. (2004). Is there less to social anxiety than meets the eye? Emotion experience, expression, and bodily responding. Cognition and Emotion, 18 (5), 631–642.
Mayo-Wilson, E., Dias, S., Mavranezouli, I., Kew, K., Clark, D.M., Ades, A.E. & Pilling, S. (2014). Psychological and pharmacological interventions for social anxiety disorder in adults: a systematic review and network meta-analysis. The lancet. Psychiatry, 1(5), 368–376.
McGlade, A.L., Treanor, M., Kim, R., & Craske, M.G. (2023). Does fear reduction predict treatment response to exposure for social anxiety disorder?. Journal of behavior therapy and experimental psychiatry, 79, 101833.
McManus, F., Clark, D.M., Grey, N., Wild, J., Hirsch, C., Fennell, M. et al. (2009). A demonstration of the efficacy of two of the components of cognitive therapy for social phobia. Journal of Anxiety Disorders, 23, 496e503.McNally R.J. (2021). Network Analysis of Psychopathology: Controversies and Challenges. Annual review of clinical psychology, 17, 31–53.
Mellings, T.M.B. & Alden, L.E. (2000). Cognitive processes in social anxiety: the effects of self- focus, rumination and anticipatory processing. Behaviour Research and Therapy, 38, 243–257.
Meral, Y. & Vriends, N. (2021). Self-image and self-focused attention in a social interaction situation: what is relevant for social anxiety?. Behavioural and cognitive psychotherapy, 50(3), 1–11.

Morgan J. (2010). Autobiographical memory biases in social anxiety. Clinical psychology review, 30(3), 288–297.

Mörtberg, E., Clark, D.M., Sundin, O. & Aberg Wistedt, A. (2007). Intensive group cognitive treatment and individual cognitive therapy vs. treatment as usual in social phobia: a randomized controlled trial. Acta psychiatrica Scandinavica, *115*(2), 142–154.

Nanamori, M., Tomita, N., Kametani, C., Matsuda, N. & Kumano, H. (2023). Triggers of self-focused attention: an ecological momentary assessment study. BioPsychoSocial Medicine, 17(1), 16.

Niles, A.N., Burklund, L.J., Arch, J.J., Lieberman, M.D., Saxbe, D. & Craske, M.G. (2014). Cognitive mediators of treatment for social anxiety disorder: comparing acceptance and commitment therapy and cognitive-behavioral therapy. Behavior therapy, 45(5), 664–677.

Nordahl, H.M., Vogel, P.A., Morken, G., Stiles, T.C., Sandvik, P. & Wells, A. (2016). Paroxetine, Cognitive Therapy or Their Combination in the Treatment of Social Anxiety Disorder with and without Avoidant Personality Disorder: A Randomized Clinical Trial. Psychotherapy and psychosomatics, 85(6), 346–356.

Öhman, A., Dimberg, U. & Öst, L.-G. (1985). Animal and social phobias: Biological constraints on learned fear responses. In S. Reiss & R.R. Bootzin (Eds.), Theoretical issues in behavior therapy (pp. 123–173). New York: Academic Press.

Patel, A., Knapp, M., Henderson, J. & Baldwin, D. (2002). The economic consequences of social phobia. Journal of affective disorders, 68(2–3), 221–233.

Piccirillo, M.L. & Rodebaugh, T.L. (2022). Personalized networks of social anxiety disorder and depression and implications for treatment. Journal of affective disorders, 298(Pt A), 262–276.

Piccirillo, M.L., Taylor Dryman, M. & Heimberg, R.G. (2016). Safety Behaviors in Adults With Social Anxiety: Review and Future Directions. Behavior therapy, 47(5), 675–687.

Pineles, S.L. & Mineka, S. (2005). Attentional biases to internal and external sources of potential threat in social anxiety. Journal of abnormal psychology, 114(2), 314–318.

Reich, J.H., Noyes, R. & Yates, W. (1988). Anxiety symptoms distinguishing social phobia from panic and generalizes anxiety disorders. Journal of Nervous and Mental Diseases, 176, 510–513.

Robinaugh, D.J., Hoekstra, R.H.A., Toner, E.R. & Borsboom, D. (2020). The network approach to psychopathology: a review of the literature 2008–2018 and an agenda for future research. Psychological medicine, 50(3), 353–366.

Robinson, O.J., Krimsky, M., Lieberman, L., Allen, P., Vytal, K. & Grillon, C. (2014). Towards a mechanistic understanding of pathological anxiety: the dorsal medial prefrontal-amygdala 'aversive amplification' circuit in unmedicated generalized and social anxiety disorders. The lancet. Psychiatry, 1(4), 294–302.

Rodebaugh, T.L., Heimberg, R.G., Schultz, L.T. & Blackmore, M. (2010). The moderated effects of video feedback for social anxiety disorder. Journal of anxiety disorders, 24(7), 663–671.

Romano, M., Arambasic, J. & Peters, L. (2021). Motivational interviewing for social anxiety disorder: An examination of the technical hypothesis. Psychotherapy research : journal of the Society for Psychotherapy Research, 31(2), 224–235.

Romano, M., Tran, E. & Moscovitch, D. A. (2020). Social anxiety is associated with impaired memory for imagined social events with positive outcomes. Cognition & emotion, 34(4), 700–712.

Rowa, K., Paulitzki, J.R., Ierullo, M.D., Chiang, B., Antony, M.M., McCabe, R.E. & Moscovitch, D. A. (2015). A false sense of security: safety behaviors erode objective speech performance in individuals with social anxiety disorder. Behavior therapy, 46(3), 304–314.

Rozen, N., & Aderka, I. M. (2022). The effect of depression on treatment outcome in social anxiety disorder: an individual-level meta-analysis. Cognitive Behaviour Therapy, 51(3), 185–216.

Ruscio, A.M., Brown, T.A., Chiu, W.T., Sareen, J., Stein, M.B. & Kessler, R.C. (2008). Social fears and social phobia in the USA: results

from the National Comorbidity Survey Replication. Psychological medicine, 38(1), 15–28.
Salter, A. (1949). Conditioned reflex therapy. New York: Farrat & Straus.
Schittenhelm, J., Schüller, J., von Rechenberg, R. et al. (2025). Efficacy of digital health app with and without concomitant therapist guidance for social anxiety disorder. Submitted.
Schmidt, N.B., Richey, J.A., Buckner, J.D. & Timpano, K.R. (2009). Attention training for generalized social anxiety disorder. Journal of abnormal psychology, 118(1), 5–14.
Schreiber, F., Heimlich, C., Schweitzer, C. & Stangier, U. (2015). Cognitive therapy for social anxiety disorder: the impact of the »self-focused attention and safety behaviours experiment« on the course of treatment. Behavioural and cognitive psychotherapy, 43(2), 158–166.
Schüller, J., Kujat, J. Schittenhelm, J., von Rechenberg, R., Ceric, A., Hoyer, J. & Stangier, U. (2025). A pilot trial to evaluate an unguided, smartphone-based iCBT for Social Anxiety Disorder - Treatment outcome and predictors of treatment success. Clinical Psychology in Europe (in press).
Stangier, U. (2023). Verhaltensexperimente. Standards der Psychotherapie. Göttingen: Hogrefe.
Stangier, U. (2024). Soziale Angststörung. In W. Rief, M. Hautzinger, T. Lincoln, J. Margraf. & B. Tuschen-Caffier (Hrsg.). Leitlinienorientierte Psychotherapie (S. 50–54). Göttingen: Hogrefe.
Stangier, U., Heidenreich, T. & Schermelleh-Engel, K. (2006). Safety behaviors and social performance in patients with generalized social phobia. Journal of Cognitive Psychotherapy, 20, 17–31.
Stangier, U., Heidenreich, T., Peitz, M., Lauterbach, W. & Clark, D.M. (2003). Cognitive therapy for Social Phobia: individual versus group treatment. Behaviour Research and Therapy, 41(9), 991–1007.
Stangier, U., Kohl, V., Görg, N., Sendig, L., Hufschmidt, B., Bonarius, D., Nemani, A., Ebert, M. & Hofmann, S.G. (2024). Process-based Therapy vs. routine-CBT for difficult-to-treat mood and anxiety disorders: Study protocol for a randomized controlled trial. Trials 25, 838.
Stangier, U., Liefke, S. & Heidenreich, T. (2003a). Fragebogen zu sozialphobischen Kognitionen (SPK). In: J. Hoyer & J. Margraf (Hrsg.), Angstdiagnostik (S. 248–252). Berlin: Springer.
Stangier, U., Liefke, S. & Heidenreich, T. (2003b). Fragebogen zu sozialphobischem Verhalten (SPV). In: J. Hoyer & J. Margraf (Hrsg.), Angstdiagnostik (S. 253–258). Berlin: Springer.
Stangier, U., Liefke, S. & Heidenreich, T. (2003c). Fragebogen sozialphobischer Einstellungen (SPE). In: J. Hoyer & J. Margraf (Hrsg.), Angstdiagnostik (S. 244–247). Berlin: Springer.
Stangier, U., Schramm, E., Heidenreich, T., Berger, M. & Clark, D. M. (2011). Cognitive therapy vs interpersonal psychotherapy in social anxiety disorder: a randomized controlled trial. Archives of general psychiatry, 68(7), 692–700.
Stein, D.J., Lim, C.C.W., Roest, A.M. et al. (2017). The cross-national epidemiology of social anxiety disorder: Data from the World Mental Health Survey Initiative. BMC medicine, 15(1), 143.
Stevens, S., Cludius, B., Bantin, T., Hermann, C. & Gerlach, A.L. (2014). Influence of alcohol on social anxiety: an investigation of attentional, physiological and behavioral effects. Biological psychology, 96, 126–133.
Stopa, L. & Jenkins, A. (2007). Images of the self in social anxiety: effects on the retrieval of autobiographical memories. Journal of behavior therapy and experimental psychiatry, 38(4), 459–473.
Taylor, S., Woody, S., Koch, W.J., McLean, P., Paterson, R.J. & Anderson, K.W. (1997). Cognitive restructuring in the treatment of social phobia. Efficacy and mode of action. Behavior modification, 21(4), 487–511.
Teale Sapach, M.J.N. & Carleton, R.N. (2023). Self-compassion training for individuals with social anxiety disorder: a preliminary randomized controlled trial. Cognitive behaviour therapy, 52(1), 18–37.
Trower, P., Bryant, B. & Argyle, M. (1978). Social skills and mental health. Pittsburgh: University of Pittsburgh Press.
Voncken, M.J. & Bögels, S.M. (2008). Social performance deficits in social anxiety dis-

W

Z